医療保険制度の一元化と

新たな医療制度改革

島添 悟亨
Noriyuki SHIMAZOE

時事通信社

はじめに

この声を必ず伝えてほしい――多くの高齢者から託された声があります。

現場の声を伝えてほしい――多くの市区町村職員から託された声があります。

２００８年４月、後期高齢者医療制度が始まり、目の前の電話は鳴りやみませんでした。目の前の電話が鳴るたびに、この人に制度をご説明しようとの思いで懸命に対応しました。電話だけでも、４月の１カ月間で２００人以上の人と対話したと思います。

「後期高齢者とは失礼である。制度が難しくてわからない」という意見が圧倒的でした。誤解も多く、制度の周知が完全に不足していました。

「意見を真剣に検討してほしい。国に必ず伝えてほしい」といわれました。「納得はしないけど理解する。でも、制度を変えてほしい」といわれることもありました。

「必ず伝えます。真剣に検討します」そう答えました。

後期高齢者医療制度は開始直後から１年、２００８年度は高齢者からの多くの声を受け止め、国を挙げて制度の改善と広報に明け暮れました。

具体的には、低所得者の保険料を大幅に軽減し、保険料の支払方法は年金天引きから口座引き落としを選べるようにしています。後期高齢者のみを対象とした終末期相談支援料は凍結し、高齢者の退院を促すといわれた特定入院基本料は緩和措置を講じました。こうした改善はすべて、高齢者からの意見を真剣に検討した対応です。

しかし、2009年9月、政権は交代し、後期高齢者医療制度は廃止することが決まりました。後期高齢者医療制度を廃止して、地域保険を創設するというのが新政権の考え方です。

地域保険の創設まで、二つのステップが想定されています。最初のステップは「後期高齢者医療制度・関連法を廃止する。廃止に伴う国民健康保険の負担は国が支援する」、次のステップは「被用者保険と国民健康保険を段階的に統合し、将来、地域保険として一元的運用を図る」ということです。

2013年度から最初のステップとしての新たな制度が始まります。しかし、新たな制度の姿はまだ描かれていません。新制度を始めるまでには、とても短い時間しかないというのが実情です。

人口の高齢化と財政状況の悪化が進む日本において、どのような医療制度を構築するのか今こそ国民全体で大いに議論する時です。十分な議論と準備を尽くすことが、後期高齢者医療制度の最大の教訓でもあります。また、議論なきマニフェストの推進は危険です。

私は、東京都に初めて広域連合を設立する2006年の準備段階から後期高齢者医療制度にかかわらせていただきました。広域連合という新しい地方公共団体を設立すること、新しい医療制度の準備を行うことは、大変貴重な経験でもありました。また、制度開始直後からの状況は非常に大きな教訓を得る機会ともなりました。当時を分かち合った職員同士でも、あんな経験は二度とできないと話しています。と同時に、新しい制度では、同じ失敗を繰り返してはいけないとも話しています。

後期高齢者医療制度は10年に及ぶ議論の成果として創設され、内容的には非常に優れた制度であると考えています。年齢で差別する世界に類のない制度と非難されましたが、日本以上の高齢社会が世界にないことを考えれば、世界に類のない制度もある種当然であると考えます。しかし、民意は制度の廃止を選択しました。総選挙直後から、前政権で使用した長寿医療制度とは呼ばなくなっています。

そして、厚生労働大臣主宰の高齢者医療制度改革会議が設置され、新たな制度に向けた第一歩を踏み出しています。また、制度の廃止に先行して２０１０年4月から、後期高齢者医療制度関連の診療報酬は廃止されています。

私は、これまでの経緯を踏まえ、すべての医療保険を一元化して、都道府県単位で運営する健康保険制度が創設されるのではないか、と考えています。しかし、それがベストの答えであるとは思っていません。

そこで、新政権は後期高齢者医療制度の廃止から、どう地域保険に移行し、公約を果たすべきか、また後期高齢者医療制度の廃止に関連して、前期高齢者医療制度や療養病床の再編成、特定健診等にどんな影響が及ぶのか、さらに、医療保険制度を一元的に運用するために必要な基盤整備はどうあるべきか等について検討しています。

いかに高齢者の医療を支えるかが、高齢社会日本の医療保険における最大の課題です。目標を団塊の世代が後期高齢期に入りきる目前の２０２４年に置いています。２０２４年度は診療報酬と介護報酬が同時に改定される年度でもあります。

私は、これまで実務を通じてみえてきた諸課題に対し、実務者の立場から改善を提案するとともに、これまで聞いてきた高齢者の声、現場の声を届けたいという代弁者としての立場に立っています。

後期高齢者医療制度の教訓を生かし、将来を見据えて確固たる制度へと進んでいかなければなりません。持続可能な医療保険制度の構築は必要不可欠です。

高齢者の声、現場の声に応えて、後期高齢者医療制度廃止後における地域保険の姿と、医療保険の一元化をともに考えること、高齢社会の日本において、安心して医療を受ける権利と、それを支える負担の在り方をともに考えることが本書の狙いです。

本書の出版にあたり時事通信出版局の谷津卓男営業企画部長には大変お世話になりました。心から感謝申し上げます。

２０１０年３月

島添　悟亨

医療保険制度の一元化と新たな医療制度改革――目次

装幀＝大島　恵里子

第1章

政権交代と
後期高齢者医療制度の廃止

第1節　政権合意でみえてきた諸課題

1　示されていない廃止後の具体像

２００９年８月30日に行われた第45回衆議院議員総選挙では、後期高齢者医療制度の廃止を掲げた民主党が大勝し、日本国憲法史上初の政権交代が実現しました。

２００８年４月に後期高齢者医療制度が始まって以来、「絶望するより投票所へ行こう」が高齢者の合言葉となっていましたが、制度開始直後の４月、山口２区衆議院補欠選挙では「勝てば制度を白紙に戻す」とした民主党議員が勝利、続く６月の沖縄県議会選挙では与野党の議席数が逆転し、後期高齢者医療制度をめぐる混乱と嫌悪感が、選挙の結果に結びつきました。

２００９年の総選挙は、「政権選択」あるいは「政策選択選挙」といわれました。後期高齢者医療制度を廃止するか、あるいは改善して維持・継続するかは、選挙の重大な争点の一つとなりました。後期高齢者医療制度からみれば、施行１年半という短期間での総括でしたが、結果、民意は後期高齢者医療制度の廃止を求めたのです。

２００９年９月９日、民主党、社会民主党、国民新党が、新しい連立政権（以下、新政権）を樹立することを決め、「三党連立政権合意書（以下、政権合意）」が交わされました。新政権は、政権合意の一つに、年金・医療・介護等の社会保障制度を持続可能な制度へ組み替えることを掲げ、「後期高齢者医療制度を廃止し、医療制度に対する国民の信頼を高め、国民皆保険を守る。廃止に伴う国民健康保険の負担増は国が支援する。医療費（ＧＤＰ比）[1]の先進国（ＯＥＣＤ）[2]並みの確保を目指す」と決定しました。

２００９年９月16日、鳩山内閣が発足し、翌日、長妻昭厚生労働大臣は、政権合意と民主党のマニフェストを踏まえ、後期高齢者医療制度を廃止すると明言しました。内閣が発足して1カ月後の10月26日、第１７３臨時国会が開会し、鳩山由紀夫首相は所信表明演説で、「国民皆年金や国民皆保険の導入から約50年がたった今、生活の安心、そして将来への安心が再び大きく揺らいでいます」とし、「財政のみの視点から医療費や介護費をひたすら抑制してきたこれまでの方針を転換し、質の高い医療・介護サービスを効率的かつ安定的に供給できる体制づくりに着手します」と述べ、「高齢者の方々を年齢で差別する後期高齢者医療制度については、廃止に向けて新たな制度の検討を進めてまいります」と、国民に向けて後期高齢者医療制度の廃止を明確にしました。

後期高齢者医療制度の廃止は決まりましたが、では、廃止してどうするのでしょうか。

あらためて新政権を組む与党3党の各マニフェストを確認すると、民主党、社会民主党の2党は、後期高齢者医療制度の廃止を掲げていましたが、廃止後の姿は同じものではありません。

社会民主党は、廃止して元の老人保健制度へ戻すとしていました。

民主党は、二つのステップを経て、新しい制度に移行することを展望しています。第1ステップは「後期高齢者医療制度・関連法を廃止する。廃止に伴う国民健康保険の負担は国が支援する」、第2ステップは「被用者保険と国民健康保険を段階的に統合し、将来、地域保険として一元的運用を図る」というものです。民主党は、第1ステップで廃止を掲げていますが、廃止した後の姿を明確にはしていません。そして、第2ステップでは、地域保険としての一元的運用という姿が描かれています。いずれかの時期に、新たな地域保険に移行するものと考えます。

国民新党は、後期高齢者医療制度の廃止を主張し、民主党、社会民主党との共通政策(3)とはしていましたが、マニフェストへの記載はありませんでした。

後期高齢者医療制度の廃止は、国民の意思として示され、国会において表明された今、揺るぎないものとなりました。では、廃止してどうするのか、いつ廃止するのか、廃止することは決まりましたが、政権合意にも廃止後の具体案は示されていません。

2 老人保健制度復活の可能性はあるのか

後期高齢者医療制度を廃止して、元の老人保健制度へ戻すのか、新たな制度へ移行するのか、廃止後の姿が次の課題となっています。それでは、後期高齢者医療制度を廃止して、直ちに元の老人保健制度へ戻すべきであるというのは、国民の意見なのでしょうか。

２００８年5月、民主党、共産党、社会民主党、国民新党の4党が、後期高齢者医療制度を廃止して、元の老人保健制度に戻す「共同法案」[4]を参議院に提出した経緯があります。翌6月に参議院で可決し、その後、衆議院では継続審議とされましたが、今、同じ法案を提出すれば、賛成多数で可決する可能性があります。

しかし、民主党はマニフェストで老人保健制度に戻すとはせず、二つのステップを経て、地域保険としての一元的運用に移行するとしました。同じ法案が提出される可能性はありません。では、なぜ民主党は変えたのでしょうか。

これには、政権交代の可能性を見据えて、官僚側からの働きかけがあったといわれています。あるいは、選挙直後から多くの都道府県や市区町村が老人保健制度へ戻すことに反対の意見を表明しましたが、マニフェストを作成する段階から、都道府県や市区町村の意向に配慮したとの見方もあります。

都道府県や市区町村が、元の老人保健制度に戻すことに反対する理由は、「老人保健制度の問題が再び生じることになる。現場が混乱する。後期高齢者医療制度に掛けた費用が無駄になる。元に戻すだけでも2年はかかる。保険料の下がった方の負担が上がる」というものです。

民主党が掲げる新たな地域保険への移行は、マニフェストの作成段階から関係者とすり合わせた結果としての政策といえます。

一方、元の老人保健制度に戻すべきという主張は、「老人保健制度に戻せば直ちに後期高齢者医療制度を廃止できる。うまくいっていた老人保健制度に戻して混乱の生じるはずがない。前の制度に戻すのに2年もかからない。新たな制度へ移行するには時間がかかる」というものです。老人保健制度に戻すか戻さないかの結論を得るだけでも大変な議論が予想されます。

しかし確実にいえることは、鳩山首相や長妻厚生労働大臣が、老人保健制度に戻す案を否定していることと、国民は後期高齢者医療制度の廃止は選択したが、必ずしも老人保健制度に戻すことを選択したわけではない、ということです。

確かに老人保健制度へ戻すことを掲げた政党はあります。しかし、民主党の大勝を考えれば、結果的に国民は地域保険への移行を選んだことになるともいえます。

では、直ちに地域保険に移行することが、国民の意思なのでしょうか。

実際は、後期高齢者医療制度を廃止してどうするかという実質的な議論があったわけではなく、国民が意識して地域保険への移行を選んだともいいきれません。結局は、いまだ廃止してどうするかについての国民的合意はないといえます。

国民は、老人保健制度へ戻さないという理由を納得したわけでもなく、なぜ地域保険へ移行するのか、地域保険とは何かを理解しているわけでもありません。地域保険の具体的な姿が示されておらず、国民の合意となるコンセンサスが確立できるはずもありません。

老人保健制度に戻す場合や地域保険へ移行する場合の、それぞれのメリット・デメリット等の情報を国民に提供し、今こそ大いに議論すべき時であると考えます。国民もまた、政治家や官僚に任せっきりにすることなく、積極的に意見を出し、声を上げていく必要があります。

なぜなら、すでに老人保健制度には戻さないこととし、新たな地域保険としての一元的な運用に向けて、第1ステップが動き始めているからです。

3　再び政権交代したらどうなるか

自民党・公明党の連立政権から、民主党・社会民主党・国民新党の3党連立政権に交代し、地域保険への移行に向けて動き始めましたが、再び自公政権に交代したらどうなるのか、という意見を聞くことがあります。再び、後期高齢者医療制度に戻るのではないか、ということを心配しての意見のようです。

２００３年3月28日、政府は「医療保険制度体系及び診療報酬体系に関する基本方針（以下、基本方針）」を閣議決定しました。

医療保険制度の体系とは、保険給付や保険料、窓口での患者負担、医療保険者（以下、保険者）等の在り方を指し、診療報酬の体系とは、保険医療機関・保険薬局等（以下、保険医療機関等）に支払う報酬の在り方を指しています。

閣議決定した基本方針では、医療保険制度体系の基本的な考え方について、「保険者の自立性・自主性を尊重した上で、医療保険制度を通じた給付の平等、負担の公平を図り、医療保険制度の一元化を目指す」と定めています。ここに、医療保険制度の一元化という、民主党のマニフェストに通じる言葉が出てきています。

また、「被用者保険、国保それぞれについて、各保険者の歴史的経緯や実績を十分尊重しながら、保険者の財政基盤の安定を図るとともに、保険者としての機能を発揮しやすくするため、再編・統合を推進する」としています。ここにも民主党のマニフェストに掲げる被用者保険と国民健康保険[5]（以下、国保）の段階的な統合に通じる、保険者の再編・統合という考え方が示されています。

さらに、基本方針では、保険者の再編・統合のポイントとして、保険者として安定的な運営のできる規模が必要なこと、各都道府県において医療計画を策定していること、医療サービスは概ね都道府県の中で提供されている実態があることを踏まえ、「都道府県単位を軸とした保険運営について検討する」としています。これは、都道府県単位で医療保険制度を一元的に運用することを示唆しているともいえます。

つまり、民主党が掲げた「被用者保険と国民健康保険の段階的な統合と、地域保険としての一元的な運用」とは、かつて基本方針が示した都道府県単位で保険者を再編・統合し、運用することに通じるものと理解することができます。

こうした都道府県単位での保険者の再編・統合や一元的な運用は、自公政権の既定路線に通じるものであり、必ずしも新政権の真新しい政策とはいえず、再び政権交代が実現しても方向性は変わることなく、むしろ加速するとも考えられます。

そういう意味では、２００３年に決定した基本方針は、大変重要なものであることがわかります。この基本方針は、２００２年７月に成立した健康保険法等の一部を改正する法律の附則で、次の三つに関して検討するよう求められた経緯があって策定されたものです。

■図表1-1-1　2008年度から始まった高齢者医療制度

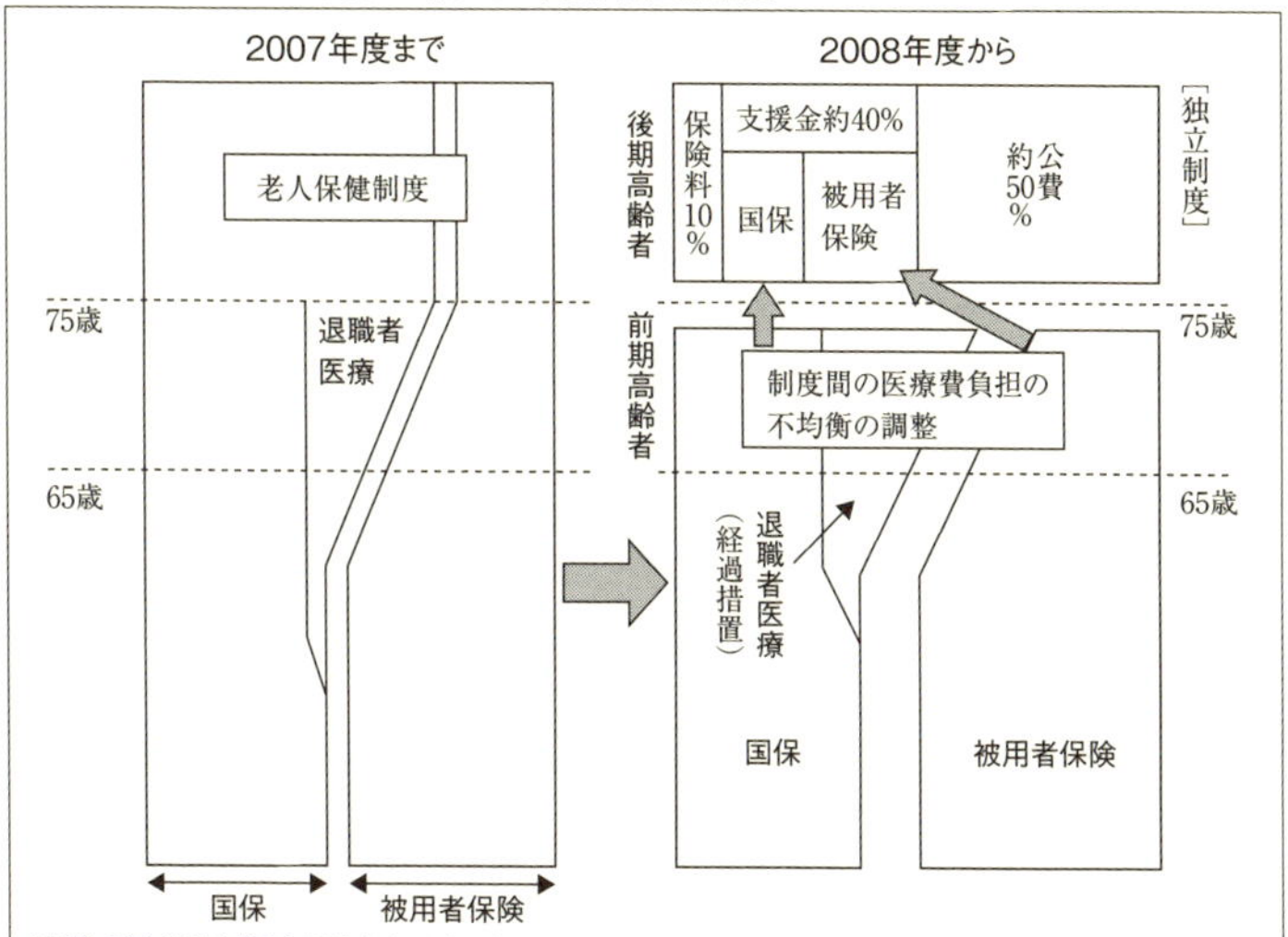

（出所）厚生労働省『厚生労働白書平成19年版』を一部修正

1　保険者の統合及び再編を含む医療保険制度の体系の在り方
2　新しい高齢者医療制度の創設
3　診療報酬の体系の見直し

ここに、新しい高齢者医療制度の創設も示されていました。この新しい高齢者医療制度を創設する附則こそ、２００８年度から始まった75歳以上の人を対象とする後期高齢者医療制度と、65歳～74歳の人を対象とする前期高齢者医療制度を創設する大義名分となるものです（図表１－１－１）。後期高齢者医療制度の創設に向けた具体的な取り組みは、ここから始まりました。

基本方針では、後期高齢者医療制度の財源として、加入者の保険料、現役世代からの支援金、公費という構成も具体的に決めています。現役世代からの支援金については、社会連帯的な保険料と位置づけ、世代間で扶養するという考え方を示していました。

また、改革の手順・時期も示し、2008年度の実現を目指していました。

基本方針の決定を受け、総合的な取り組みとして、2006年の医療制度改革が行われます。後期高齢者医療制度の創設は、医療制度改革の一つの課題です。

2005年6月21日に閣議決定した「骨太の方針2005」において、医療制度改革を断行することが盛り込まれ、10月19日には医療制度改革試案が示されました。その後、12月1日の医療制度改革大綱を経て、2006年2月10日、第164通常国会に医療制度改革関連法案が提出されることになります。

振り返ると、ほぼ基本方針どおりに改革が行われてきているのです。また、民主党が掲げる方向性は、基本方針と重なり合うものがあり、今後もこの方針どおりに改革が進んでいこうとしているともいえます。

選挙を通じて、政策を選択し、政権交代を果たした今となっても、結局は、規定路線の一時点にすぎないのかもしれません。しかし、基本的な方向性があっても、具体的な姿が示されたわけではありません。やはり、具体的な姿は、これから決めていくことになるのです。

4　本当に「廃止」は国民の意思なのか

2009年11月、読売新聞社が行った全国世論調査では、後期高齢者医療制度について「今のままでよい」が16%、「手直しして続ける」が47%となり、根幹を維持する意見が、全体の63%を占めました。一方で、廃止して新たな制度へ移行するという意見は、全体の32%という結果になっています。

総選挙から3カ月後の調査でしたが、制度の根幹を維持する意見が大勢を占めているのは、なぜでしょうか。後期高齢者医療制度は、制度が開始してからも保険料の軽減対策が追加されており、その結果、市区町村が保険者である国民健康保険（以下、市町村国保）の加入世帯から移行した約75％の人の保険料が安くなりました[6]。また、保険料の支払方法は年金天引きを選択できるようにする等、不備とされた問題が徐々に解決され、制度に対する理解と定着が進んできています。一方、新たな制度へ移行することによる混乱が心配されています。こうした現状を肯定的にみる意見が63％に含まれていると考えられます。特に、制度の根幹の維持を求める意見は、高齢者の方が多くなっています。

一方で、年齢差別や制度そのものへの反対意見も根強く残っています。制度開始当初、姥捨て山といわれ、末期高齢者医療制度と揶揄された嫌悪感もあり、制度の本当の目的が理解されないまま受け入れ拒否のムードも残っています。こうした嫌悪感が否定的な意見として32％に表れているものと考えられます。2010年1月に日本医療政策機構が実施した世論調査でも同様の結果になっています。

現状では、全体として後期高齢者医療制度に対する評価は揺れていると考えます。果たして、このまで本当に後期高齢者医療制度を廃止していいのでしょうか。多くの声は、一刻も早く廃止しなければ、ますます保険料が高くなるといいます。

後期高齢者医療制度の保険料は、2年を一つの区切り（特定期間）として保険料を定めます。2008年度～2009年度が第1期で、2010年度から第2期の特定期間が始まります。

厚生労働省の発表によると、2009年度の全国1人当たりの平均保険料は年額6万1924円で、前年度の２００８年８月時点で調査した年額６万４９１５円より３０００円（５％）下がりました（図表１－１－２）。

保険料が前年度より下がったのは、景気の影響により高齢者の所得が減少していることと、低所得者に対する保険料の軽減措置が効果を挙げて、全体的に保険料額を押し下げたことによります。

これに対し２００９年10月、厚生労働省は２０１０年度～２０１１年度の第２期保険料について、なんらの上昇抑制策を講じなければ13・８％増加するという試算結果を発表しました。[7] 平均で８５４５円上がり、年額７万４６９円となります。

内訳は、１人当たり医療給付費の伸び（４・３％増）、後期高齢者負担率[8]の上昇（２・６％増）、２００８年度～２００９年度の医療給付費の算定対象期間が23カ月[9]であったのが、24カ月になること（４・３％増）、所得の減少（２・０％増）としています。なお、２０１０年度は診療報酬がプラス０・19％の増額改定となりましたが、この分は医療給付費の伸びに吸収され、保険料の増加要因にはならないとされています。

■図表1-1-2
後期高齢者医療制度
1人当たりの平均保険料額

広域連合	09年度	10年度（見込み）
北海道	62,217	65,319
青　森	39,975	39,939
岩　手	38,270	38,342
宮　城	52,308	53,998
秋　田	37,108	38,110
山　形	38,782	40,678
福　島	45,083	45,473
茨　城	49,660	46,992
栃　木	48,939	48,886
群　馬	51,786	52,349
埼　玉	74,230	71,609
千　葉	64,279	64,909
東　京	84,274	88,439
神奈川	85,890	85,724
新　潟	43,137	42,206
富　山	54,959	54,951
石　川	59,481	59,973
福　井	54,386	54,178
山　梨	46,325	46,195
長　野	45,770	48,023
岐　阜	54,576	55,162
静　岡	59,100	59,571
愛　知	73,998	77,658
三　重	49,321	50,102
滋　賀	54,369	56,103
京　都	70,665	70,969
大　阪	76,833	80,728
兵　庫	70,041	71,095
奈　良	62,202	63,881
和歌山	50,196	50,196
鳥　取	48,097	47,569
島　根	43,067	43,342
岡　山	56,621	59,013
広　島	60,310	63,801
山　口	64,779	64,299
徳　島	44,913	48,391
香　川	63,540	63,422
愛　媛	49,801	49,779
高　知	52,331	53,106
福　岡	71,851	75,401
佐　賀	53,795	53,720
長　崎	49,334	49,496
熊　本	50,443	51,931
大　分	52,710	53,159
宮　崎	43,965	42,760
鹿児島	44,215	44,488
沖　縄	52,510	52,964
全　国	62,000	63,300

（出所）厚生労働省（2010年3月現在）

こうした状況の中で、厚生労働省は、制度の廃止を控えて保険料の大幅な引き上げを行うべきではないと判断し、これまでの保険料軽減対策の継続と、さらに追加の軽減対策を講じることとしました。２００９年度第２次補正予算に、後期高齢者の保険料を軽減するために必要な予算として７９８億円を盛り込んでいます。

そのほかにも、厚生労働省は広域連合（２１２ページ「第4章　第3節　広域連合」参照）に対して、第１期における保険料の剰余金等を活用して、保険料の増加抑制に努めること、また、都道府県及び市区町村に対して法定外の財源、すなわち自主的に税金を投入して、保険料の増加抑制に協力するよう呼びかけました。

なんらの対策も講じなければ、保険料の増加は避けられない状況にあります。しかし一方で、制度を廃止したら保険料が増加しないという保証はどこにもありません。

そもそも高齢者医療制度を導入する出発点に、団塊の世代が後期高齢期に入る２０２５年には高齢者医療費が約40兆円になり、国民医療費に占める割合が52％になるという推計がありました。この推計に対し、改革の効果により高齢者医療費が25兆円に抑制され、保険料の水準を低く抑えることができると見込まれていいます。そのため、制度を廃止すれば、保険料は上がると考えることもできます。一刻も早く制度を廃止しなければ、ますます保険料が高くなるというのは必ずしも当たらないでしょう。

むしろ、今、必要なのは、目先の保険料の上げ下げで制度の廃止を議論することではなく、高齢者にとって適切な負担の水準を考えることや、世代間で支えることの在り方、税金の投入の在り方等をしっかりと議論し、将来を見据えた医療保険制度を展望することであると考えます。
そして、新たな医療保険制度の展望を描いた上で、具体的な新制度の姿と後期高齢者医療制度とを比較しながら、どちらの制度を選択するか国民に問いかけなければ、本当の国民の声、世論を知ることはできません。

【注】

(1) GDP＝Gross Domestic Product：国内総生産。

(2) OECD＝Organization for Economic Cooperation and Development：経済協力開発機構。

(3) ２００９年8月14日、民主党、社会民主党、国民新党が「衆議院選挙に当たっての共通政策」を発表しました。

(4) 後期高齢者医療制度の廃止等及び医療に係る高齢者の負担の軽減等のために緊急に講ずべき措置に関する法律案。

(5) 国民健康保険は、市区町村を保険者とする市区町村国民健康保険（２００８年度１７８８団体）と、土木、建設等同種の事業または業務に従事する人によってつくられる国民健康保険組合（２００８年度１６５組合）があります。医師国保47組合、歯科医師国保27組合、薬剤師国保18組合、一般業種国保41組合、建設関係国保32組合。

(6) 後期高齢者医療制度の導入により約70％の人の保険料が安くなりましたが、さらに２００８年度に軽減対策を講じた結果、約75％の人の保険料が安くなっています。

(7) ２０１０年1月には、２００９年9月診療分までの実績を踏まえ、保険料の上昇は14・２％になるという試算結果を公表しました。

(8)　後期高齢者負担率とは、現役世代と負担を分かち合う率をいいます。スタート時は10％ですが、保険料を改定するたびに、後期高齢者の人数と現役世代の人数を踏まえ、負担を公平に按分するよう決定します。現役世代の人数は年々減っていくため、後期高齢者の負担は上がっていきます。

(9)　医療給付は3月～2月までを1年間とする保険年度を採用しています。保険年度でみると２００８年3月分は前身の老人保健制度の給付対象となり、後期高齢者医療制度では２００８年4月～２００９年2月の11カ月分が給付対象となります。翌２００９年3月～２０１０年2月の12カ月分と合わせて、第１期の特定期間は23カ月間でした。

第2節　後期高齢者医療制度の廃止

1　関連法の行方

民主党がマニフェストに掲げた後期高齢者医療制度廃止後の二つのステップについては、どんなイメージになるのでしょうか。

第1ステップは「後期高齢者医療制度・関連法を廃止する。廃止に伴う国民健康保険の負担は国が支援する」であり、第2ステップは「被用者保険と国民健康保険を段階的に統合し、将来、地域保険として一元的運用を図る」となっています。

まず、第1ステップにある後期高齢者医療制度・関連法の廃止について考えます。

後期高齢者医療制度は、『高齢者の医療の確保に関する法律（以下、高齢者医療確保法）』を根拠としています。2006年の医療制度改革関連法の一つとして、老人保健法が改正されて成立しました。

後期高齢者医療制度を廃止するためには、高齢者医療確保法を廃止する方法と、法を改正して廃止する方法の二つの方法が考えられますが、ここでは「後期高齢者医療制度・関連法を廃止」としていますので、高齢者医療確保法は廃止するものと考えます。

高齢者医療確保法では、後期高齢者医療制度のほかに、都道府県単位で推進する「医療費適正化計画」や、メタボ健診といわれる「特定健康診査（以下、特定健診）・特定保健指導」、65歳～74歳の医療費の財政調整を行う「前期高齢者医療制度」、社会的退院の促進と批判される療養病床再編成の一つである医療型療養病床の「病床転換助成事業」も規定しています。

そのため、法律が廃止されると、これらの政策も同時に廃止となります。その是非についても、検討しなければなりません。

いずれも2006年の医療制度改革により始まった新たな政策です。医療制度改革は、将来にわたり持続可能な医療保険制度の実現を目指し、年金・介護・医療の社会保障制度を一体的に改革するという考え方の下、2004年の年金制度改革、2005年の介護保険制度改革に引き続き行われました。1961年に国民皆保険を実現して以来、45年ぶりの大改革と称されています。

医療制度改革は、2006年2月10日、「健康保険法等の一部を改正する法律案」として5法案、「良質な医療を提供する体制の確立を図るための医療法等一部を改正する法律案」として7法案、合計12法案が医療制度改革関連法案としてまとめられ、第164通常国会に提出され、審議されました。そして、同時採決で一括して可決・成立し、2006年6月21日に公布されています。

改革の内容は非常に多岐にわたるものですが、健康保険法等の一部改正におけるポイントは、2003年の基本方針に沿って、⑴医療費適正化の総合的な推進、⑵都道府県単位での保険者の再編・

統合、⑶新たな高齢者医療制度の創設、になります。

医療費適正化の総合的な推進については、生活習慣病対策としての保険者による特定健診の実施や平均在院日数の縮減等を目標とする医療費適正化計画の策定等があります。

また、都道府県単位での保険者の再編・統合については、市町村国保の財政基盤強化策として都道府県単位で財政調整を行う保険財政安定化事業の導入や、国が一括して管理運営していた政府管掌健康保険（以下、政管健保）を公法人化することとして、公法人の全国健康保険協会を設立し、２００８年10月から都道府県単位で運営する全国健康保険協会管掌健康保険（以下、協会けんぽ）に移行すること等が決定しました。

そして、新たな高齢者医療制度の創設については、２００８年４月から75歳以上の高齢者を対象とする後期高齢者医療制度と、65歳～74歳の高齢者を対象とする前期高齢者医療制度の創設が決まっています。しかし、後期高齢者医療制度は廃止が決定しました。

医療制度改革関連法の一つである高齢者医療確保法の廃止は、いわば、２００６年の医療制度改革以前に時計の針を戻して、もう一度、医療保険制度の在り方に立ち返って考え直すことと同じ意味を持つと考えられます。

医療制度改革の目的は、将来にわたり持続可能な医療保険制度の実現であり、そのことは必ず達成していかなければならない日本の重要な課題です。

後期高齢者医療制度・関連法の廃止＝医療制度改革関連法の廃止と考えた場合、その影響は極めて大きく、問題点は多岐にわたっていきます。

後期高齢者医療制度の廃止に当たっては、その関連する内容をしっかりと見極めていく必要があります。

2　財源の調達手段

第1ステップには、後期高齢者医療制度・関連法の廃止に加えて、「廃止に伴う国民健康保険の負担は国が支援する」とあります。これは、どう理解したらいいでしょうか。

厚生労働省で医療制度改革に携わり、医療費適正化計画の枠組みづくりを担当していた村上正泰氏は著書（吉岡充共著）『高齢者医療難民』の中で、後期高齢者及び前期高齢者医療制度の仕組みを導入した意図について、「その意図するところは明白である。後期高齢者医療制度と前期高齢者医療制度の双方を通じた制度改革の結果、市町村国保の財政負担を減少させることだった。すなわち、市町村国保の救済というのが究極の目的なのだ」と述べています。

厚生労働省が発表した「平成19年度国民健康保険（市町村）の財政状況」によると、赤字保険者数は全体の7割を超えています（1804保険者のうち1283保険者）。

赤字は、もちろん入ってくる収入より、出ていく支出が多いために起こるものですが、市町村国保は、赤字となる構造的な要素を抱えています。つまり、多額の保険給付を必要とする一方で、保険料収入は

■図表1-2-1　市町村国保加入者の世帯主の職業別構成割合の推移

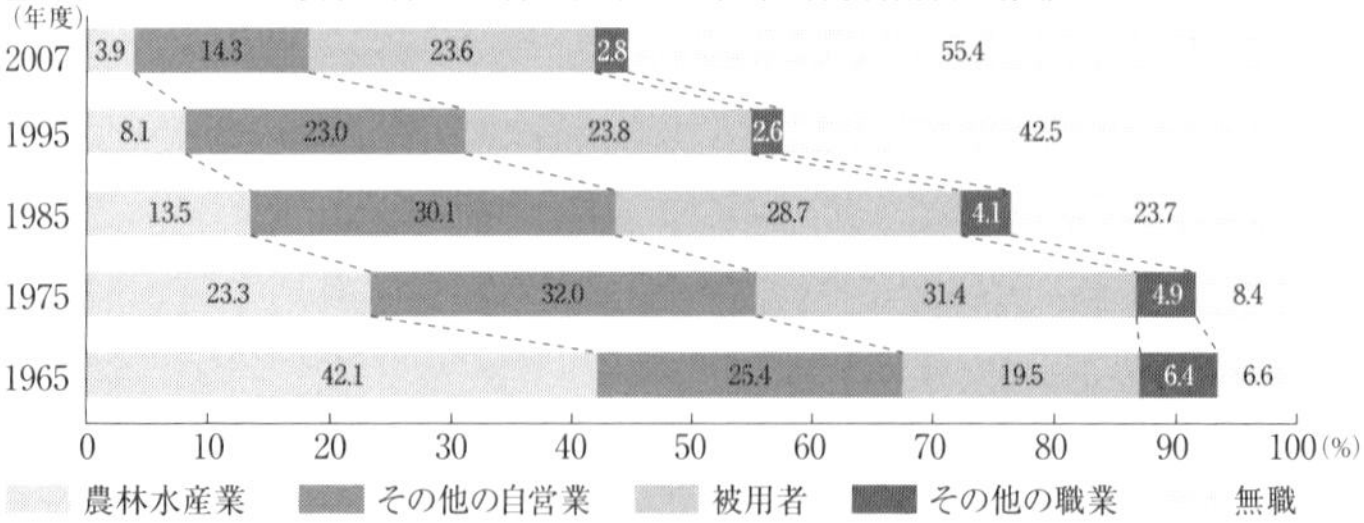

(出所)厚生労働省『平成19年度国民健康保険実態調査』から作成

少額になってしまうという構造です。

市町村国保は創設された当初、加入者の3分の2は農業従事者と自営業者の世帯でした。その後、日本は高度経済成長に伴い就労構造が短期間に変化し、農業従事者や自営業者は会社勤めに変わる等、加入者は市町村国保から組合管掌健康保険（以下、組合健保）等へと移っていきました。

2007年度の状況は、農業や自営業の従事世帯は加入世帯全体の2割を切り、代わって無職者の世帯が半数を超える状態になっています（図表1－2－1）。無職者の実情は、70歳以上が6割、60歳以上でみると9割近くとなります。

市町村国保について、山口県立大学の田中耕太郎教授は著書（椋野美智子共著）『はじめての社会保障』で「今や高齢の年金受給者のための医療保険へと変質しているのだ」と述べていますが、市町村国保の加入者は、地域に暮らす無職者や低所得の高齢者が中心となっています。実に加入者の8割以上は、前期高齢者なのです。

高齢者は医療のニーズが高く、医療給付が増えるため、連動して保険料が高くなる傾向があります。しかし、所得の低い人が多ければ、高い保険料を求めることは困難です。

また、市町村国保では保険料の収納率の下落傾向が続いていました。２００７年度の収納率は3年連続で上昇したものの、２００８年度は下落して全国平均で88・35％(1)となり、国民皆保険となった１９６１年以降、最低となりました。１割以上の保険料が収入できないことは、全体で４０００億円程度の収入不足となります。こうした事情が赤字体質となる構造的な要因です。いわば、必要な保険給付の総額に見合うだけの収入総額を確保する「収支相等の原則」という保険原則の一つが成立できていないことになります。

そこで、市町村国保の財政赤字を解消するため、保険者である市区町村は税金で補てんすることになり、毎年度約４０００億円近い公費を自主的に繰り入れています。しかし他方で、景気の低迷により市区町村の財政状況は悪化し、税金を投入するのに限界を迎えています。たとえば、夕張市は財政破綻を起こし、財政健全化法による財政再生団体の適用を受けていますが、そのほかにも、２００７年度決算の結果、破綻寸前の団体が2団体、破綻の危機にある団体が40団体にものぼっています。

今後も高齢化が進むにつれて、ますます保険給付費が増大する一方で、市区町村の財政状況が逼迫する中、一刻も早く、この事態に対処する抜本的な解決策の必要に迫られていました。そこで、前期・後期という二つの高齢者医療制度を創設して、市町村国保の財政救済策を講じたのです。具体的には、後期高齢者医療制度を独立して創設したことにより、市町村国保から後期高齢者が抜けて支出が縮小し、高齢者一人ひとりからの保険料を求めることとして、後期高齢者医療制度の財源を増やしました。

また、前期高齢者医療制度の創設により、65歳～74歳の高齢者に対する給付費については、各保険者間で負担の平準化を図ることとしたことで、多数の高齢者が加入する市町村国保に対し、被用者保険から財源が移転することになり、被用者保険が財政支援するかたちになりました。

高齢者医療制度の創設により、市町村国保は支出が減り、新たな財源が確保されたことで財政的に救済されています。市町村国保は、医療保険制度の最後の砦です。市町村国保の財政基盤を強化することをもって、医療制度改革の目的である将来にわたり持続可能な医療保険制度の実現を図ったというのが実情となります。

『平成20年度決算速報』をみると、市区町村が相変わらず公費で補てんを続けてはいるものの、市町村国保財政全体で７００億円以上の収支改善がみられ、改革効果で黒字に転じています。赤字保険者数も全体の５割を切り、４・５割程度となりました（１７８８保険者のうち８１２保険者）。

一方で、２００８年度は負担に耐えきれなくなった多くの組合健保が解散しました。また、１４１の組合健保が保険料を引き上げています。協会けんぽも、２０１０年度は保険料の引き上げが避けられなくなり、特例で13％となっていた国庫補助率を本則の16・４％まで引き上げて、保険料の上昇を抑制しています。

当たり前のことですが、保険給付を行う以上、結局はだれかが何らかのかたちで負担しなければなりません。負担の押し付け合いではなく、負担をどう分かち合うかという議論が必要になります。

もし、後期高齢者医療制度を廃止すれば、後期高齢者の医療給付費に必要な保険料収入を減少させ、前期高齢者医療制度を廃止すれば、被用者保険から市町村国保への財政支援を減少させることになります。それによって高齢者と被用者保険の負担は軽くなりますが、市町村国保の財政には再び赤字が広がることになるのです。

　市町村国保が再び財政赤字の拡大に転じた場合、市区町村からのさらなる公費投入や、市町村国保の加入者に対する保険料の引き上げは難しい状況にあります。結果的に、市町村国保は救済されず、存続が危ぶまれることになっていきます。そうなれば、国保の負担増に対し、国が支援せざるを得ないことになります。

　では、どうやって廃止に伴う国保の負担を支援するのでしょうか。

　２００９年９月末現在、国は８６５兆円[2]もの膨大な累積赤字を抱えており、これまで基礎的財政収支（プライマリーバランス）の黒字化[3]を目指して、国家財政の規律を図ってきました。こうした過去の経緯、国の財政状況を考えれば支援は難しく、国が支援する負担の財源がどこから調達されるのか、最終的に国民の負担であることに変わりはないはずです。

　もちろん税金の無駄遣いを徹底して見直すことが前提となりますが、財源の調達手段としては、公債を発行して将来世代の負担にツケ回すか、消費税等の増税しかありません。高齢者の保険料負担や被用者保険からの負担金、それぞれの軽減を単純に喜んでいいのでしょうか。国が責任を負うということは国民一人ひとりが責任を負うことでもあります。

3　廃止後の加入先

第1ステップである「後期高齢者医療制度・関連法の廃止と、廃止に伴う国民健康保険の負担は国が支援する」ということだけではみえないことがあります。それは、廃止後、被保険者はどこの医療保険制度に加入するのか、ということです。結局、廃止後の新たな制度が明らかでないため、みえてこないのです。

そこで、廃止後の加入先として、各方面で検討されている代表的な次の三つの案について検証します。

〈第1案〉

引き続き独立した医療保険制度を設け、対象年齢を65歳まで引き下げる。⇩現在の制度に加入したまま、65歳以上の人たちも同じ制度に加入する。

〈第2案〉

国保と後期高齢者医療制度を統合し、都道府県単位の地域保険として一本化する。⇩新たな地域保険に加入する。

〈第3案〉

後期高齢者医療制度以前の加入保険、国保または被用者保険に戻る。⇩戻った上で、元の老人保健制度を再開する。あるいは、別の財政調整制度を創設する。

〈第1案〉の独立した高齢者医療制度を創設する案とは、65歳以上の前期高齢者と75歳以上の後期高齢者を統合して、高齢者を一本化する案です。

〈第2案〉の国保に統合する案とは、地域保険同士の市町村国保と後期高齢者医療制度を統合して、地域保険を一本化する案です。

〈第1案〉は「年齢」で高齢者を独立した一つの括りとし、〈第2案〉は「地域」で独立した一つの括りとするものです。

第1案は、65歳以上で一つの独立した制度とする独立保険方式ですが、同じ独立保険方式の後期高齢者医療制度では、年齢差別が問題の一つとされました。

65歳という年齢は、年金の受給開始年齢であったり、介護保険制度の第1号被保険者となる年齢であったりします。また、一般的な退職年齢ともなり、社会通念として差別意識はないのではないか、という考えがあります。

２００９年11月、健康保険組合連合会（以下、健保連）が「65歳以上の高齢者医療制度を創設し、公費を重点的に投入する」ことを求める意見広告を新聞に掲載しました。65歳以上の年齢で区分することにより、公費を重点的に投入する理由づけを狙いとしています。

確かに、年金や介護保険制度の場合、65歳という区切りをつけても、社会的には受け入れられてきています。また、基礎年金も介護保険制度も、財源の半分に公費が投入されているため、医療保険制度にも財源の半分に公費を投入することで、制度間の整合性を図ることもできます。しかし、75歳での区切りを65歳に引き下げることで、本当に年齢差別の問題は解消されるのでしょうか。

2002年の高齢化に関する世界会議「政治宣言」では、第5項で「年齢による差別を始め、あらゆる形態の差別の廃止に取り組む」としていますが、加齢を理由に組織的に一つの型にはめることは年齢差別となります。第12項の「働きたいと考えまた働くことができる限り、満足が得られる生産的労働に従事」等の機会の確保から、定年退職は年齢差別の代表的なものともいわれています。また、新政権は年齢で差別しないと述べています。従って、〈第1案〉は採るべき選択肢にはなりにくいと考えます。

〈第2案〉は、かつて舛添要一厚生労働大臣（当時）が提案した「県民健康保険制度（以下、県民健保）」と重なります。市町村国保を都道府県単位に再編して、後期高齢者医療制度と一本化するため、年齢での差別をなくすことができる案として舛添私案と呼ばれました。ここでは、都道府県国保と呼ぶことにします。

新たな都道府県国保を創設した場合、都道府県国保には多くの高齢者が集中することになるため、被用者保険と財政負担を平準化する財政調整制度が必要となります。しかし、第2ステップで地域保険への移行が予定されていることを考えると、第2案は年齢で独立して区別する第1案よりも有力な候補だと考えます。ただし、年齢差別問題の本質の一つは、75歳の誕生日を迎えると強制的に保険が変わることにあったと私は考えます。もし、年齢により強制的に都道府県国保へ移ることになれば、年齢差別の誹りを免れないのではないでしょうか。

〈第3案〉は、元の国保または被用者保険に戻るため、年齢で独立することもなく、強制的に保険を異動することもありません。ただし、元に戻しても前身の老人保健制度を再開することは否定されています。元に戻した場合、高齢者と現役世代をなんら区別することなく、全年齢を対象として、同一の給付と負担に統一するという考え方もあります。しかし、これまでの歴史的な経緯を踏まえると、老人保健制度とは別の方法で、高齢者の医療給付費を対象とする財政調整制度等なんらかの方法により財政負担の平準化を図る仕組みが必要です。

これら三つの案を、さらに詳細に比較考量したり、バリエーションを変えたりすることで、新たな制度の姿がみえてくるとともに、加入先が決まっていくと考えます。

4　「都道府県国保」の問題点

前項では〈第2案〉として地域保険同士の市町村国保と後期高齢者医療制度を都道府県単位で統合し、新たな「都道府県国保」を創設する案を一つの選択肢として示しました。

都道府県国保を創設する問題点は、市町村国保と後期高齢者医療制度を「統合」する上での問題点と、市町村国保を都道府県単位で「運営」する上での問題点の二つの側面があります。

まず、市町村国保と後期高齢者医療制度を統合の面からみた場合、年齢での差別がなくなるメリットがあるといわれますが、75歳から自動的に都道府県国保へ加入することが見込まれるため、年齢が達したことにより強制的に異動するというのは、年齢差別に通じるものとなります。

被用者保険の本人が75歳の年齢に達したことにより、強制的に都道府県国保へ移ることになれば、家族である被扶養者も同時に都道府県国保へ移ることになります。

年齢差別とは、後期高齢者という名称の制度に移ったということだけが問題なのではなく、年齢で強制的に別の制度へ移されることが本質的な問題です。

また、強制的に移される先となる都道府県国保の給付と負担を考えた場合、市町村国保と後期高齢者医療制度がそのまま統合されるものとすれば、傷病手当金等の一部の給付がなくなり、被用者保険と比べて保険料が上がる等において条件が悪くなることが想定されるため、その点も年齢差別に含まれることになります。

こうした点を踏まえてか、２００９年4月3日に与党プロジェクトチームが、高齢者医療制度の見直しについて決定した基本方針では、被用者保険の本人だけは、被用者保険の加入を継続できるようにする考え方が示されていました。しかし、これでは被扶養者だけが強制的に異動することになるため、家族が別々の医療保険制度に加入することとなり、年齢で家族を分断する問題が残ってしまいます。

また、前項で示した〈第1案〉と〈第2案〉を統合して、年齢での区切りを65歳まで引き下げ、65歳以上のすべての高齢者を都道府県国保に加入することにした場合、年齢での区切りが社会的に受け入れられるかどうかは別の問題として、年齢で医療保険制度を異動することに変わりなく、年齢差別の問題が広がることになりかねません。

一方で、都道府県国保を創設した場合、年齢での異動がなければ、都道府県国保と被用者保険のそれぞれに残ることとなるため、老人保健制度と同様の仕組みに戻るというジレンマに陥ります。新政権に、この選択肢はありません。別の仕組みが必要となります。

次に、都道府県国保を運営の面からみた場合、地域間における保険料の格差が縮小するメリットが見込まれます。現在、市町村国保では全国的に保険料の格差が5・1倍(4)ありますが、2倍程度に縮小できる可能性があります。後期高齢者医療制度では、2009年度の保険料で、もっとも高い神奈川県と、もっとも低い秋田県との差が2・3倍となっています。ただし、保険料が下がる保証はありません。全体として上がることも十分考えられます。

このように都道府県国保の実現については、統合と運営のそれぞれの面からみることができますが、それ以前の問題として、市町村国保の都道府県単位化という問題があります。後期高齢者医療制度の廃止とともに、市町村国保の広域化・都道府県単位化の問題が大きな課題になってきます。

市町村国保の都道府県単位化を考えた場合の課題の一つは、都道府県が保険者になるかどうかということです。

2003年3月、全国知事会は厚生労働省に意見書を提出し、「医療保険制度の一元化が実現するまでの間、地域保険である国民健康保険制度については、市区町村が引き続き保険者となることが適当である」として、都道府県が保険者となることを否定しています。その理由として、都道府県は保険者の役割ではなく、市町村国保に対する後方支援や保険医療機関等への指導・監査等の役割を担うからであるとしています。(5)ここに、後期高齢者医療制度の創設に当たり、都道府県が保険者とならなかった理由もあります。後期高齢者医療制度の場合は、市区町村も財政面・運営面から保険者となることに反対しました。関係団体間における利害調整の結果として、広域連合が運営主体として選ばれたのです。
　こうした経緯はありますが、都道府県国保を実現する場合は、市区町村を保険者とするか、都道府県を保険者とするか、あるいは行政ではなく民間が運営するのか、あらためて十分な検討が必要になると考えます。

【注】
（1）『平成20年度国民健康保険（市町村）の財政状況等（速報）』（厚生労働省）。保険料収入の落ち込みについて、２００８年度の後期高齢者医療制度の創設に伴い、75歳以上の被保険者数の減少が主な要因として分析されています。
（2）２００９年９月末現在、「国債及び借入金並びに政府保証債務現在高」（財務省）によると、国債及び借入金残高は８６４・５兆円、財政投融資特別会計国債１２６・６兆円及び政府短期証券１１４兆円を除く長期債務残高は６２３・９兆円です。財務省が２０１０年１月25日に国会へ提出した予算参考資料では、２０１０年度末に累積赤字が９７３兆円に達する見通しが示されました。
（3）国の基礎的財政収支は、２００９年度当初予算で13・１兆円の赤字でしたが、２０１０年度当初予算で23・７兆円の赤字に拡大します。国と地方を合わせた基礎的財政収支は、２００９年度40・６兆円の赤字、２０１０年度33・５兆円の赤字の見込みです。
（4）『国民健康保険の実態　平成20年度』（国保中央会）によると、２００７年度における１人当たり保険料の最高額は秋田県大潟村12万１４３９円、最低額は沖縄県粟国村２万３６３３円で５・１倍の格差があります。

（5）　保険医療機関等及び保険医等の指導・監査は、保険診療の質的向上及び適正化を図ることを目的として、指導大綱や監査要綱により実施されています。個別指導について、国保や後期高齢者医療制度については都道府県が行い、被用者保険については厚生労働省地方厚生（支）局が行っています。監査は都道府県と厚生（支）局が共同して行っています。

第3節　最良の「処方箋」を探る

1　突き抜け方式

後期高齢者医療制度廃止後の具体的な姿として、〈第1案〉65歳以上で独立する新たな高齢者医療制度の創設と、〈第2案〉市町村国保と後期高齢者医療制度を統合する新たな都道府県国保の創設という二つについては、いずれも年齢差別の問題を完全に解消することができません。そこで、年齢差別のない〈第3案〉を詳しく検討していきます。

第3案については、元の国保または被用者保険に戻しながらも、前身の老人保健制度には戻さずに高齢者の医療費を支える制度を実現する方法で、「突き抜け方式」といわれるものがあります。

突き抜け方式は、かつて新たな高齢者医療制度の選択肢として、独立保険方式、年齢リスク構造調整方式、医療保険制度一元化と並び提案された案の一つです（図表1－3－1）。

2000年11月、健保連が「平成14年度医療保険改革実現のために」と題したペーパーで提案したもので、日本労働組合総連合会（以下、連合）も支持しました。現在、健保連は独立保険方式で公費の重点的な投入を提案していますので、連合だけが支持しています。

突き抜け方式とは、被用者保険の退職者を対象とする新たな保険者を創設し、退職者の保険給付費を被用者保険の保険者がグループで支える仕組みです。

すなわち、以前に加入していた国保または被用者保険に戻って、再び「市区町村」が給付を行えば老人保健制度と同じことになりますが、「保険者」が給付を行えば突き抜け方式になります。

突き抜け方式のメリットは、保険料の徴収と給付を行う主体が保険者となることです。老人保健制度の場合は、市区町村が給付を行い、保険者が保険料を徴収していたため、受益と負担の関係が明確ではない、という問題がありました。しかし、突き抜け方式では、給付と保険料の徴収を保険者が担うことになり、受益と負担の関係が明確になります。

２００８年5月、朝日新聞に「突き抜け方式」を支持する堤修三大阪大学教授と「独立保険方式」を支持する広井良典千葉大学教授の主張が掲載されました。

堤教授は、突き抜け方式を導入する理由について「問題の根っこは何か。現役時代は職場で健康保険に入っていたサラリーマンが、退職後、市区町村の国民健康保険に大量に流れ込み、医療費が過重になったことだ。この流れを断つ制度が必要だ」とし、「サラリーマン生活が長く、それで食べていける厚生年金や共済年金の受給者が対象の『被用者年金受給者のための健康保険』を提案したい」と述べています。

突き抜け方式は、被用者年金受給者のための健康保険を新たに創設し、市町村国保に退職後の高齢者が多く偏る構造上の是正を図ろうとする考え方です。退職後の高齢者が市町村国保に移らなくなるため、市町村国保の医療給付費の増加を抑制し、保険料の抑制に結びつけることができます。また、退職者の

	③年齢リスク構造調整方式	④一本化方式
内容	○現行の保険者を前提とし、保険者の責によらない加入者の年齢構成の違いによって生じる各保険者の医療費支出の相違を調整し、保険者間の負担の不均衡を調整する。	○現行の医療保険制度を一本化し、被用者保険か否か、高齢者か若年者かで区別せず、すべての者を対象とする新たな医療保険制度を設ける。
イメージ図	年齢リスク構造調整のイメージ 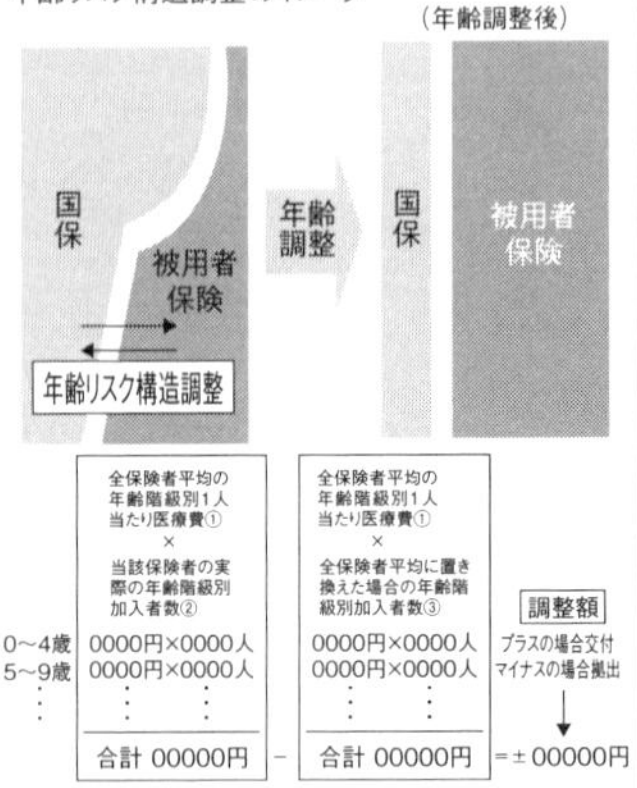 	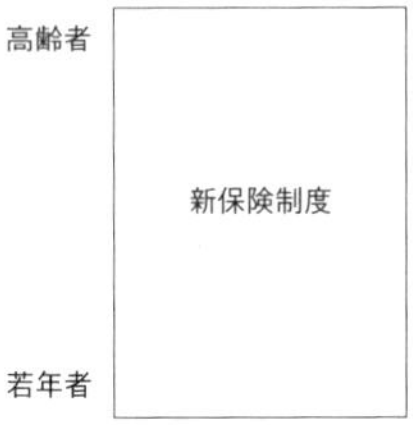 【医療保険改革問題研究会報告書（1999年）】 （全国市長会・全国町村会・国民健康保険中央会）
主な狙い	○個別保険者の努力では回避できない加入者の年齢構成の相違による負担の不均衡を是正する。 ○各保険者の医療費適正化の取組など保険者機能を維持しつつ、拠出金・交付金の仕組みを通じて負担の公平化を図る。	○給付と負担の両面で公平を図り、各保険者の努力では回避できない所得格差や年齢格差等を含め、被用者保険と国保の制度間格差を是正する。
主な問題点	○拠出金による保険財政の圧迫が問題として指摘されている中で、財政調整の範囲を全年齢に拡大することは、問題の解決にならないのではないか。 ○国保グループと被用者保険グループでは、所得形態等が大きく異なる中で、これらのグループ間で全年齢にわたる負担調整を行うことは、実質的な負担増となる被用者保険の納得を得られないのではないか（突き抜け方式において年齢リスク構造調整を行った場合の財政試算②-2）。 ○地域において高齢者の医療と保健を一体的に実施していくという視点が失われ、特に老人医療に対する地方公共団体の役割・責任を求めることが困難となるのではないか。	○5000を超える保険者の存在や、大きく被用者保険・国保に2分されている制度体系を前提として、財政方式を含めどのような手順で実現を図っていくのか。 ○保険者の単位をどうするか、保険者を単一とすると保険者機能が発揮できるのか。 ○また、制度間で異なる給付率や保険料水準をどのように調整するのか。 ○上記のような根本的な課題を内包することから、将来的な長期構想の一類型として位置づけられるべきではないか。

■図表1-3-1　高齢者医療制度見直しの4類型

	①独立保険方式	②突き抜け方式
内容	○すべての高齢者を対象として、各医療保険制度から独立した高齢者医療保険制度を設ける。	○被用者OBを対象とする新たな保険者を創設し、その医療費を被用者保険グループ全体で支える仕組みを設ける。
イメージ図	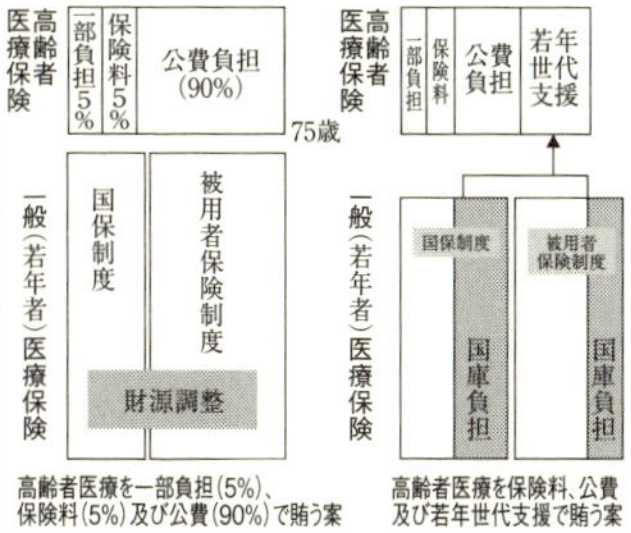 (注1)「2015年　医療のグランドデザイン」(H12.8.日本医師会)、「高齢者医療のグランドデザイン」(H12.8.日医総研)を厚生労働省において図表化。 (注2)74歳以下の国保制度、被用者保険制度において財源調整を行う予定。 (注)「21世紀の国民医療」(H9.8.与党医療保険制度改革協議会)を厚生労働省において図表化。	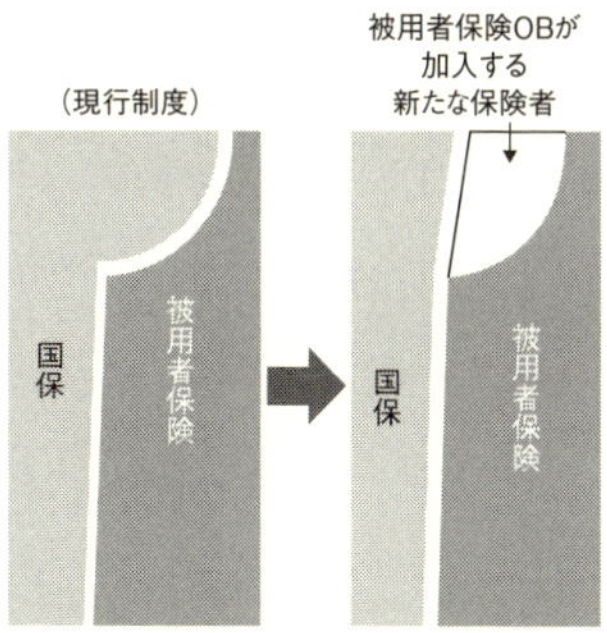
主な狙い	○独立した保険者を創設し、財政責任の明確化を図るとともに、給付と負担の関係についてわかりやすい仕組みとする。 ○すべての高齢者を独立保険制度の対象とすることにより、共通のルールの下に応分の保険料負担を求める。	○被用者OBを対象とする新たな保険者の創設により、被用者が退職後、市町村国保に移行しないようにし、市町村国保に高齢者が集中しない仕組みとする。 ○被用者OBの高齢者の医療費負担について同じ被用者グループ内の助け合いをすることで、若年被用者の納得が得られやすくする。
主な問題点	○高齢者を分離することは、今後の社会における理念や、保険制度の原理として妥当か。 ○高齢者だけを分離すれば、保険原理が成り立たず、若年者の支援か、多額の公費が必要。公費の財源をどうするのか(財政試算①-1、①-2)。 ○被扶養者等である高齢者から新たに保険料の徴収をすることについて理解を得られるか。 ○財政責任を伴う保険者を担うことについて、地方公共団体の納得と合意が得られるか。	○被用者保険グループだけで連帯するという考え方は、高齢者の医療費を全国民で支えるという現行制度の理念よりも後退ではないか。 ○被用者OBのみを新たな保険者に加入させるだけでは市町村国保に高齢者が偏在する構造は是正しきれず、現行制度より市町村国保が負担増となるが、公平の観点から妥当か(財政試算②-1)。 ○被用者OBは新たに設けられる退職者健康保険制度の被保険者となるが、住所管理や保険料徴収の実務が適切にできるか。 ○地域において高齢者の医療と保健を一体的に実施していくという視点が失われ、特に老人医療に対する地方公共団体の役割・責任を求めることが困難となるのではないか。

(出所)厚生労働省　高齢者医療制度等改革推進本部『医療制度改革の課題と視点』を一部修正

医療給付費を被用者保険の保険者がグループで支えるため、財源を確保することができます。

これに対し、広井教授は「非正規雇用を排除して『正社員の王国』をつくることにならないだろうか。雇用が流動化する中で『職域』や『カイシャ』に直結した社会保険システムをつくるのは、時代に逆行する」と反論しています。その上で「高齢者医療は税で賄う制度として、保険料はとらない」とし、税による独立保険方式を主張しています。

新政権が進める新たな制度の基本方針は、①老人保健制度には戻さない、②年齢で区分しない、の二つです。突き抜け方式は、この方針に合致します。

では、なぜ初めから突き抜け方式を選ばなかったのでしょうか。

2 「前期」と「後期」——わかりにくかった二制度の併設

２００８年度に始まった高齢者医療制度は、約10年に及ぶ議論の集大成として結実したものです。その議論の過程の中に、なぜ独立保険方式が選ばれ、その他の方式が選ばれなかったのかの答えがあります。

そもそも、なぜ高齢者医療制度創設の論議が始まったのでしょうか。

１９９６年12月２日、老人保健福祉審議会の「今後の老人保健制度改革と平成９年改正について」と題する意見書から高齢者医療制度の検討は始まっていますが、特に、１９９９年の老人保健拠出金不払い運動が重要なきっかけになっています。

今から約30年前の1977年度は、国民医療費（一般診療分）全体に占める65歳以上の国民医療費の割合が約27%でした。その後、高齢者数の増加等により、高齢者の医療費がますます増加し、約20年後の1999年度には、全体に占める割合が50%を超えて、2倍程度まで増加しました。

後期高齢者医療制度の前身である老人保健制度は、1983年から始まり、その財源は各保険者からの拠出金によって賄われていたため、保険者の負担が増加して、各保険者の財政を圧迫するようになっていきました。そのため、1999年に約97%の組合健保が賛同して、老人保健拠出金不払い運動にまで発展したのです。

こうした事態を解決するため、1999年8月13日、医療保険福祉審議会制度企画部会において『新たな高齢者医療制度のあり方について』が提言されています。結局は、老人保健制度の改革、新たな高齢者医療制度創設の論議の出発点に、高齢者の医療費をだれがいかに支えるか、という財政問題があるのです。

この提案以降、新たな高齢者医療制度の選択肢として、突き抜け方式、独立保険方式、年齢リスク構造調整方式、医療保険制度一元化の4案が詳細に検討されていきましたが、当時の厚生省は独立保険方式には消極的で、現行の保険者を前提として、加入者の年齢構成の違いによって生じる保険者間の負担の不均衡に対し、財政的な調整を行う「年齢リスク構造調整方式」を提案していました。

また、民主党は突き抜け方式と年齢リスク構造調整方式の「混合型」を検討し、全国知事会や全国市長会は「医療保険制度の一元化」を主張していたのです。

最終的に、小泉政権が抜本的な改革を志向し、老人保健制度との相違が明確な制度として、日本医師会や経団連が提案していた「独立保険方式」が選ばれ、後期高齢者医療制度となりました。また、厚生省が提案していた年齢リスク構造調整方式が前期高齢者医療制度となったのです。

１９９９年から始まった議論は約10年を経て、後期高齢者医療制度＝独立保険方式、前期高齢者医療制度＝年齢リスク構造調整方式、の二つに分かれて高齢者医療制度として決まり、結実しました。

このとき、突き抜け方式は、零細企業をすべて市町村国保へ押し付けるような保険集団の建て方に問題があるとして選ばれなかったのです。

しかし一方で、後期高齢者医療制度と前期高齢者医療制度を二制度に分けて創設したことは、制度をわかりにくく複雑にしました。また、後期高齢者医療制度は独立保険方式であるがゆえに、多くの差別的な問題を指摘され、嫌悪感を抱かれました。一方、前期高齢者医療制度は、現行の保険に加入したまま財政調整だけを行うがゆえに、一般的に理解されていない状況があります。

高齢者医療制度は二制度に分けずに創設する、次のような選択肢もあったはずです。

⑴65歳以上の高齢者を対象とする独立した高齢者医療制度の創設

⑵市町村国保や被用者保険に加入したまま財政の不均衡を是正する財政調整方式の導入

つまり、75歳以上の後期高齢者を対象とした制度にするのではなく、65歳以上の高齢者を対象とした独立保険方式にするか、前期高齢者医療制度を65歳～74歳で区切るのではなく、65歳以上すべての人を対象に財政調整を行うか、どちらかの制度に統一することもできたはずなのです。なぜ、二制度に分けたのでしょうか。

２０００年3月、厚生省が独立保険方式と突き抜け方式による財政試算を行っています。二制度に分けた理由を、財政試算から考えてみたいと思います（図表１－３－２）。

試算によると、現役世代からの支援金を入れた独立保険方式とする場合、75歳以上の医療費に国の公費を5割投入することにより国の負担が増える一方で、老人保健制度の対象である70歳～74歳の医療費が公費負担の対象から外れるため、全体として国の公費負担が０・1兆円減少します。

一方、突き抜け方式と年齢リスク構造調整方式の混合型を導入する場合、現役世代の多い被用者保険の負担が増える一方で、市町村国保の負担が減少するとともに、それに伴って国の公費負担が０・５兆円減少するとしています。

すなわち、65歳以上で独立保険方式を導入すると、国庫負担の対象者数が大幅に増加して国の公費負担が増加することになるため、この選択肢は採りにくく、公費負担は75歳以上に限定したことになります。その上で、65歳～74歳の前期高齢者については、公費を投入せずに、保険者間で財政調整を行う方式が選ばれたと理解することができます。

実際に、２００８年度の各保険者の決算（速報）をみると、試算結果のとおり、国の公費負担はやや減少し、被用者保険の保険者については負担が増加しています。ただし、老人保健制度は２００２年度から対象年齢を75歳に引き上げていましたので、減少幅は試算よりも小さくなっています。

■図表1-3-2　高齢者医療制度見直しの財政試算

	試算の前提	公費(税)負担	一人当たり保険料		留意点
			被用者保険	国民健康保険	
①—1 独立保険方式 (若年世代からの支援を行わない場合)	・75歳以上の者を対象とする独立制度を創設 ・総医療費の5%を患者一部負担、5%を保険料、90%を公費負担でまかなう。 ・74歳以下の者は国保又は被用者保険を適用(財政調整は行わない)	+24兆円	政管健保 ▲1.9万円 健保組合 ▲3.4万円	市町村 +1.1万円	○75歳以上の医療費の大半に公費負担を投入するので、現行制度に比べて大幅な公費(税)負担増。 ○70−74歳の医療費が調整対象から外れることから、市町村国保は大きく負担増。
①—2 独立保険方式 (若年世代からの支援を行う場合)	・①−1を基礎として、若年世代からの支援と組み合わせる。 ・保険料は保険給付費の10%、公費負担は50%。残る保険給付費の40%を若年世代支援とし、各医療保険制度で加入者の数に応じて負担。	▲0.1兆円	政管健保 ▲0.1万円 健保組合 ▲1.3万円	市町村 +1.9万円	○75歳以上の医療費に対する公費5割投入による公費負担増の一方、70−74歳の医療費が調整対象から外れることによる公費負担減で公費(税)負担はやや減少。 ○70歳代前半の医療費が調整対象から外れることなどから、市町村国保は大きく負担増。
②—1 突き抜け方式 (年齢リスク構造調整を行わない場合)	・被用者OBとその被扶養者を対象とする退職者健康保険制度を創設 ・患者一部負担は70歳以上の者が定率1割負担、70歳未満の者は本人2割、家族入院2割・外来3割。保険料は退職者本人の老齢年金を賦課基準とし、保険料率は政管健保の保険料率の半分相当。70歳以上の者に係る公費負担は保険給付費の3割とし、不足分は被用者保険(若年世代)が支援。 ・その他の者は、現行どおり国保又は被用者保険を適用。	▲0.1兆円	政管健保 ▲0.3万円 健保組合 ▲1.7万円	市町村 +1.9万円	○現行で概ね国保35:被用者65で負担している老人保健拠出金が、突き抜け制度により国保45:被用者55となることから、被用者は負担減、市町村国保は大幅な負担増。
②—2 突き抜け方式 (年齢リスク構造調整を行う場合)	・②−1の前提に加えて、年齢構成の違いによる保険料負担の格差を是正する措置(年齢リスク構造調整)を実施	▲0.5兆円	政管健保 +00万円 健保組合 +0.9万円	市町村 ▲0.3万円	○負担調整が若年者の医療費にも拡大されることから、加入者の年齢構成が比較的若い保険者(組合健保等)は負担増、加入者の中高齢化が進んでいる保険者(国保等)は負担減。 ○また、国庫負担率50%の国保が負担減となることに伴い、公費(税)負担も減少。

(出所)厚生労働省　高齢者医療制度等改革推進本部『医療制度改革の課題と視点』を一部修正　※推計値は2000年度

老人保健拠出金の不払い運動に始まった高齢者の医療費をいかに支えるかという議論の末に導入された二制度は、公費負担を減少させ、被保険者の保険料と事業主負担を増加させるという結末になっているのです。

3　任意継続永年制度

二制度による高齢者医療制度の問題点を解決し、新たな高齢者の医療費を支える仕組みとして、突き抜け方式が最良の処方箋となるでしょうか。

あらためて突き抜け方式を導入する場合、三つのバリエーションを考えることができると思います。

〈第1案〉　被用者保険の退職者だけの独立した新しい制度を創設する案（連合案）

〈第2案〉　市町村国保の退職者医療制度を廃止せずに対象年齢を永年として継続する案

〈第3案〉　被用者保険の任意継続期間2年を永年とする案

第1案は、退職した高齢者＝被用者年金受給者のための独立した新たな健康保険制度を創設するものです。被用者年金受給者健康保険制度とも、退職者健康保険制度とも呼ばれるものです。

過去に提案されたときは、零細企業を市町村国保へ押し付けるような保険集団の建て方に問題があるとして選ばれませんでしたが、今日、あらためて見直されるでしょうか。

被用者保険は、協会けんぽや組合健保、船員保険、国家公務員・地方公務員等・私学教職員の各種共済組合があり、正規職員は組合健保等の保険に加入することができます。また、正規職員ではないけれども、正規職員の勤務時間の4分の3以上の勤務時間があれば、協会けんぽに加入することができます。ここまでが職域保険としての被用者保険です。

しかし雇用されていても、勤務時間が正規職員の4分の3に満たない場合は、地域保険としての市町村国保に加入することになります。働いていても職域保険に加入することはできません。

市町村国保の窓口には、試用期間中は組合健保に加入できないという理由で、市町村国保の加入手続きに来られる人もいますが、この場合は勤務時間によって協会けんぽに加入することができます。もちろん市町村国保は、最後の砦として加入を受け付けています。現在、非正規雇用の増加により、市町村国保の加入者は増加しています。

こうした実情から、やはり、被用者年金受給者（退職高齢者）だけを対象として独立保険方式を採用する場合は、生涯にわたって被用者と非被用者とを区別することともなり、今なお理解は得にくいと考えます。別の見方をすれば、そもそも就業形態の違いによって加入する医療保険制度の異なること自体が問題でもあります。

第2案の退職者医療制度とは、1984年に始まった制度で、市町村国保に加入した退職後の高齢者の保険給付費の財源を、被用者保険の保険者が負担するものです。ただし、対象者の年齢が75歳以上になると老人保健制度で給付されていたため、退職者医療制度の対象から外れます。退職者医療制度を永年継続とする理由は、75歳以上になっても、被用者保険の保険者が財政負担を行うためです。それであれば、実質的に第1案と同じ対象者を支えることで同様の効果を得ることができ、なおかつ、独立保険方式ではないため、被用者と非被用者を区別することにはなりません。

しかし、２００８年4月から前期高齢者医療制度が始まったことで、退職した高齢者に限らず、65歳〜74歳のすべての高齢者の保険給付費に必要な財政負担について、国保と被用者保険の保険者間で平準化するようになったため、すでに廃止されています。現在は、２０１４年までの経過措置期間を残すだけです。

第3案の任意継続期間の永年化とは、退職前と同じ保険に引き続き永年にわたって加入できるようにするアイデアで、現在の任意継続制度をベースとする方式です。

現在の任意継続は、次に新たな保険に加入するまでの橋渡し的な保険で、例外的に任意に加入を認められる保険です。継続して2カ月以上の加入期間があれば、被保険者本人も家族も希望により、引き続き退職前と同じ保険に最大2年間加入することができます。途中、自己都合で国保への加入あるいは扶養に入る等の申し出で保険を変えることが認められていません。

任意継続期間中は傷病手当金等の一部を除き、在職中の被保険者と同様の保険給付を受けることができますが、保険料は事業主負担がなくなるため、在職中の額の2倍となります。それでも、市町村国保と比較した場合、保険料が安くなるケースがあります。

しかし、2年間は保険料が変わらないため、退職直後の1年目は保険料が安くても、2年目も安いとは限らず、退職後の翌年に収入が減ったり、収入がなくなったりすることも考えて、市町村国保と比較する必要があります。この任意継続期間を2年で区切らず、永年にわたって加入できる制度とする案が、新たな突き抜け方式として考えられるもので、いわば「任意継続永年制度」とするものです。この案であれば、年齢差別もなく、再就職等、資格喪失の事由に該当しない限り、強制的に他の保険制度に移ることもありません。

この制度の運営上の問題点は、任意継続の加入者が高齢者に限らないことと、永年にわたって保険料を変更しないわけにはいかないことです。その解決策としては、永年制度の対象者を定年による離職者に限定することです。また、毎年度、保険料を計算することです。そのため、所得を捕捉する必要があります。加えて、現役世代との負担の公平を図る観点から、保険料負担の折半に相当する事業主負担を導入することや、事業主の負担を軽減するため、国が一部を公費で負担する必要が出てくるものと考えられます。

一方、問題点として、任意継続する加入者は所得の高い人が多いため、市町村国保に高齢の退職者が大量に流れ込むことを断っても、市町村国保には所得の低い高齢者が集まることになり、保険者間における財政調整をやめることはできないだろうということです。

結論として、任意継続を永年とする工夫を凝らしたことで、市町村国保に高齢者が偏在する問題を解消する一つの解決策とはなっても、財政調整の仕組みの必要性は変わらず、被用者保険の新たな事務負担が生じるため、抜本的な解決策にはならないと考えます。

4　年齢リスク構造調整方式

老人保健制度に戻さず、年齢で区分しないという方針の下、突き抜け方式とは別に考えられる解決策が、前期高齢者医療制度に適用された「年齢リスク構造調整方式」です。

以前の老人保健制度は年齢リスク構造調整方式の一類型ではありましたが、この方式でも元の国保または被用者保険に戻すことができ、かつ、老人保健制度に戻さなくても、高齢者医療費の財政負担を保険者間で平準化することができます。さらに、独立保険方式のような年齢差別もなく、突き抜け方式のような被用者と非被用者の区別もありません。最良の処方箋にならないでしょうか。

高齢者医療制度の検討過程で示された「年齢リスク構造調整方式」は、高齢者に限らず、すべての年齢層でリスクを調整する方式でした。現行の保険者を前提とし、加入者の年齢構成の違いによって生じる各保険者間の医療費支出の違いを調整し、負担の不均衡を是正するファイナンスの仕組みです。

医療費支出の違いを調整するため、国民全体で5歳刻みの年齢階級別に、1人当たり平均の医療費と平均の加入者数を基準に年齢階級別の平均医療費を算出して、全年齢層における平均医療費の合計金額を基準額として計算します。次に、保険者ごとに算出した年齢階級別の医療費を合計した額と比べて、基準となる平均額より多ければ交付金を受け、少なければ拠出金を出します。その結果、すべての保険者間において支出額がならされることになります。

年齢リスク構造調整方式の問題点としては、次の三つが指摘されました。(1)

⑴拠出金による保険財政の圧迫が問題となっている中で、財政調整の範囲を全年齢に拡大することは問題の解決にならないのではないか

⑵国保と被用者保険では所得形態等が大きく異なる中で、保険グループ間で全年齢にわたる負担調整を行うことは、被用者保険の保険者にとって実質的な負担増となり、納得を得られないのではないか

⑶地域における高齢者の医療と保健を一体的に実施していくという視点が失われ、特に老人医療に対する地方公共団体の役割や責任を求めることが困難となるのではないか

こうした問題点が指摘される中、財政調整の範囲を全年齢に拡大せず、65歳～74歳に限定した前期高齢者医療制度が始まりました。結果として、被用者保険の保険者に大きな負担を求めることになりましたが、それは公費が投入されていないからであり、公費を投入することで、負担の軽減を図ることができます。また、地方公共団体の役割や責任を求めるため、財政調整の対象額に上限と下限を設けています。75歳以上の後期高齢者についても、前期高齢者医療制度と同じ年齢リスク構造調整方式を適用することで、指摘された年齢差別や強制的な異動の問題、市町村国保の保険財政の安定化等、多くの問題点を解決することができます。

私は、第1ステップのゴールとして、前期高齢者医療制度を65歳以上すべての年齢層に適用する「年齢リスク構造調整方式による新たな高齢者医療制度」の創設が最適な選択肢であり、最良の処方箋になりうると考えます。この方式であれば、市町村国保を都道府県単位にすることも必要ありません。市町村国保の財政負担の偏在が、すべての保険者間で平準化されるからです。被保険者も元の保険に戻れる

ようにするだけでよいのです。

しかし、実際は第2ステップから被用者保険と国保との統合が目標とされているため、第1ステップにおいて都道府県国保の実現も十分考慮されます。また、都道府県との連携は、総合的な保健医療政策を実現する上においても重要な課題となるものです。具体的には次章以降で、後期高齢者医療制度や医療制度改革全般の問題点を洗い出し、年齢リスク構造調整方式を導入する上での方法や問題点、その解決策等について詳しく述べていきます。

【注】

（1）『医療制度改革の課題と視点』、『制度間の公平な分担の実現』（厚生労働省）

第4節　老人保健制度から後期高齢者医療制度への歩み

1　複雑な給付の歴史

次に、第2ステップについて考えていきます。

第2ステップは「被用者保険と国民健康保険を段階的に統合し、将来、地域保険として一元的運用を図る」となっています。これについては、どう考えたらよいでしょうか。

特に、「将来」という言葉で明確な期限を定めていないことや、「地域保険」とする地域の範囲が特定されていないこと、「段階的な統合」と「一元的運用」がどのように関係してくるのか等、さまざまな思惑の飛び交う表現となっています。

これまでの経緯から、地域の区域を都道府県単位として、被用者保険と国民健康保険の段階的な統合が始まるのではないか、と推測することができます。

被用者保険は、協会けんぽ、組合健保、船員保険、国家公務員・地方公務員等・私学教職員の各種共済に分かれ、加入者数は約7400万人です。それぞれ保険者は異なり、公法人の全国健康保険協会や

■図表1-4-1　医療保険制度の概要

（2010年現在）

制度名			保険者	加入者数（万人）	財源　保険料率	財源　公費負担・補助等
（被用者保険）	健康保険	協　会	全国健康保険協会	3,500	8.2%	給付費の16.4%
		組　合	健康保険組合 1,561	3,000	7.3%（平均）	定額
	船員保険		全国健康保険協会	16	9.1%	
	各種共済	国家公務員	21共済組合	900	—	なし
		地方公務員等	54共済組合			
		私学教職員	1事業団			
国民健康保険	農業者 自営業者 等		市町村 1,804	4,200	世帯ごとに応益割（定額）と応能割（負担能力に応じて）を賦課	給付費等の50%
			国保組合 165			給付費等の32～55%
後期高齢者医療（75歳以上）			後期高齢者医療広域連合 47	1,300	個人ごとに均等割（定額）と所得割（収入に応じて）を賦課	国 4/12 都道府県 1/12 市町村 1/12 支援金 4割

（出所）厚生労働省『厚生労働白書平成20年版』をもとに、2010年1月以降の状況に合わせて保険者等を修正

企業単位の健康保険組合、共済組合、事業団となっています（図表1－4－1）。

　では、なぜ被用者保険と国保を統合し、医療保険制度を一元的に運用する必要があるのでしょうか。まず、一元化について考えます。

　高齢者医療制度の創設にかかわった厚生労働省保険局高齢者医療制度施行準備室の土佐和男室長補佐（当時）は、編著『高齢者の医療の確保に関する法律の解説』で、「医療保険制度の一元化の具体的な姿については、さまざまな考え方があるが、給付の平等を図りつつ、負担の公平と財政運営の安定化を図る必要があるということは共通している」と述べています。

　また、舛添厚生労働大臣（当時）は『中央公論12月号』（2009年）に掲載された「厚生労働省戦記」の中で、「医療保険制度の一元化については、各保険者間で所得形態・所得

捕捉の状況や保険料算出方法等に大きな差異があるため、実現は極めて困難である」と述べています。医療保険制度を一元化する目的は、給付の平等、負担の公平、財政運営の安定化にあります。その実現には、各保険者間にある大きな差異を解消しなければなりません。

では、給付の平等、負担の公平、財政運営の安定化とはなんでしょうか。ここでは、給付の平等と負担の公平について考えます。

医療保険の最大の保障は、患者が病院等の窓口で医療費の一部を支払い、残りを保険が給付することにあります。患者が病院等の窓口で支払う費用の割合を一部負担金の割合といい、保険が給付する割合を給付割合といいます。

過去、給付は保険者ごとに違っていました。医療保険制度が始まった当初、被用者保険の場合、被保険者本人は初診料だけの定額負担でほぼ10割が給付され、家族である被扶養者は5割給付（5割負担）でした。国保の場合も、当初は5割給付（5割負担）となっていました。

その後、それぞれ段階的に給付割合を見直していき、２００３年４月からは保険者間での格差を解消して、患者一般は７割給付（３割負担）で統一しています。

今日、給付は年齢と所得によって違います。２００８年４月から、健康保険法の改正により、法律上は義務教育就学前の子どもと70歳～74歳の高齢者は、８割給付（２割負担）です。75歳以上の後期高齢者一般は、９割給付（１割負担）、ただし、70歳以上で現役並みの所得者は、７割給付（３割負担）となります（図表１－４－２）。

一方で、被保険者の一部負担金を軽減するため、医療保険とは別枠で公費を投入する医療費無料化等の政策が行われ、多くの地方自治体では乳幼児から小学生、中学生までの医療費を無料化する独自の政策を講じています。

また、健康保険法の改正により決定した70歳～74歳の高齢者の一部負担金の割合を2割へ引き上げることについては、福田康夫首相（当時）が凍結して以来、1割のまま継続しており、差額の1割分を国が財政負担しています。

■図表1-4-2　医療費の一部負担

区　分	一部負担
小学生～70歳未満	3割
小学生未満	2割
70歳以上75歳未満 （現役並み所得者は3割 ※1）	2割 （1割 ※2）
75歳以上 （現役並み所得者は3割 ※1）	1割

※1「現役並み所得者」とは、課税所得が145万円（標準報酬月額が28万円）以上で、かつ年収が複数世帯で520万円以上、単身世帯で383万円以上の世帯の被保険者及びその被扶養者。
※2 2008年4月～2011年3月まで1割に凍結。

さらに、後期高齢者の医療費を無料化する独自の政策を東京都日の出町と石川県川北町が行っています。この取り組みは、50年前に始まった老人医療費無料化に回帰するもので、全国的に注目を集めています。なぜなら、高齢者に対する老人医療費無料化は、今日まで老人医療費有料化へと政策転換を図ってきていたからです。

なお、一部負担金については、国民健康保険組合（以下、国保組合）や組合健保でも本人や家族に払い戻す償還払いが行われています。２００７年度の実績では、本人に償還する国保組合は37組合、家族に償還する国保組合は23組合あります(1)。組合健保では１０７５組合が実施しています。

そのほかにもウイルス肝炎や結核等の特定疾患や、戦傷病者や未熟児等の特定の人を対象とした医療費の公費負担事業も、都道府県を中心として行われています。給付の平等は、長い歴史をかけて取り組んできていますが、政策的な取り組みも絡んで複雑な状況が続いています。

2　老人医療費無料化のいきさつ

高齢者の医療費については、約50年、政策的に軽減されてきた歴史があります。後期高齢者医療制度は老人保健制度を改革して始まりましたが、老人保健制度の歴史は老人医療費無料化制度に遡ります。老人医療費無料化制度とは、病院等の窓口で高齢者が支払う一部負担金を公費で肩代わりし、無料にする政策です。

１９６０年、岩手県沢内村（現西和賀町）で、65歳以上の高齢者を対象に医療費を無料化する取り組みが始まりました。４カ月後の１９６１年４月には対象年齢を60歳以上に拡大しています。この取り組みが徐々に全国各地へ広がっていきました。

１９６９年7月、都道府県では東京都が初めて独自に医療費支給制度を開始し、高齢者の医療費を無料化しました。続いて秋田県も無料化に踏み切り、１９７２年には2県を残して全国45都道府県で老人医療費が無料化される状況になりました。こうした状況から、１９７３年1月、老人福祉法が施行され、70歳以上（寝たきり等の場合は65歳以上）を対象に医療費を無料化する「老人医療費支給制度」が始まり、全国で高齢者の医療費が無料化されることになったのです。

老人医療費無料化が実現できた背景には、団塊の世代が20代で医療保険を支える現役世代が充実していたこと、対象となる高齢者の多くは戦争中に亡くなっており支えられる側の人数が少なかったことが挙げられています。

翌1974年度の国民医療費は約37％増加し、もっとも伸びた歴史的な年度となっています。30％を超えて伸びた年はほかにありませんが、要因としてオイルショックによる物価急騰を受けて2回診療報酬の改定を行ったことと、次の理由から老人医療費無料化の始まりが影響しているとされています。

⑴経済的理由による高齢者の受診抑制がなくなり、受診しやすくなった。
⑵健康への自覚を弱め、必要以上の受診を招いた。
⑶社会的入院を助長した。
⑷高齢者の薬漬け、点滴漬けの医療を助長した。

社会的入院が増大した理由には、老人医療費の無料化だけではなく、福祉施設やホームヘルプサービスが大幅に不足しており、長期化、重度化する高齢者の介護を担う家族が、介護地獄から逃れるために、入院させざるを得なかったという背景も指摘されています。

また、一橋大学の猪飼周平准教授は編著（川越修・鈴木晃仁共編著）『分別される生命』の中で「利益が上がるような診療報酬・薬価の構造の存在があった」と述べ、そもそも医療保険制度そのものが介護を肩代わりする機能を有していたと指摘しています。さまざまな要因があるものの、結果的には、高齢者医療費の増加は避けられなくなり、医療費無料化の財源を負担する国と市区町村の財政を圧迫していきました。

高齢者医療費の増大、また、病院等での高齢者の寝かせきりが社会問題化し、1983年2月に老人保健法が制定され、老人保健制度が始まりました。70歳以上の医療費に対し、外来1月400円、入院1日300円の「定額負担」が課せられています。これによって、老人医療費が無料から有料へと転換したのです。また、医療保険の各保険者が財源の70％を拠出金として負担することに変わり、国や市区町村の財政負担は30％に大幅に軽減されました。

3　そして後期高齢者医療制度へ

老人保健制度は70歳以上の高齢者が国保や被用者保険に加入したまま、市区町村が老人医療費に対して医療給付を行う制度であり、患者の一部負担を除き、財源は保険者からの拠出金に依存する仕組みでした。保険者からの拠出金は、基本的に保険者が徴収する保険料と事業主負担で賄われます。

制度の開始時は、保険者からの拠出金が70％、公費が30％で、公費は国が20％、都道府県と市区町村が各5％を負担しました。老人保健制度の前身である老人医療費支給制度は、その財源を国と市区町村の公費で100％負担していましたので、それと比べて、大幅に公費負担が減少しています。

老人保健制度は、1983年の開始から、2008年の廃止まで何度となく見直されましたが、そのたびに患者の一部負担を増やし、保険者からの拠出金額を上げたり、下げたりしました。結果、保険者間の財政調整が複雑になっていきましたが、見直しの最大の目的は、負担の公平化、財政の安定化にありました。

老人医療費の給付と負担の関係を見直すことは、患者が病院等の窓口で支払う一部負担金の引き上げとなり、医療費抑制策として批判されてきましたが、負担の在り方を見直し、財政の安定化を求めて、歴史的に画期的な変革がいくつか行われてきました。

２０００年4月、介護保険法の施行により、医療給付の一部が介護保険給付に移行しました。これにより老人医療費は約１兆円減少します。この年、統計上初めて国民医療費が減少しました。

２００1年1月、老人医療費の自己負担を「定額負担」から「定率負担」に転換し、定率負担１割を導入しました。

２００2年10月、現役並み所得者の一部負担金の割合を2割とし、老人保健制度の対象年齢を75歳に引き上げました。70歳～74歳の高齢者については経過措置により高齢受給者として残し、２００2年10月から新規の老人保健制度加入者をなくしています。老人保健制度から新たに支出の増える要因がなくなりました。

２００6年10月、保険者からの拠出金と国等からの公費の負担率を各50％とし、折半することにしました。さらに、現役並み所得者の一部負担金の割合を3割としましたが、現役並み所得者の判定基準を下げ、より多くの人が現役並み所得者となっています。当時、70歳以上の16％が現役並み所得者に該当しました。

老人保健制度は、老人医療費の無料化が続けられない代わりに、高齢者の負担を軽減し続けるために始められた制度です。制度が発足した1983年から25年の歴史を経て、2008年の老人保健制度は、75歳以上の高齢者を対象として、患者一般を9割給付（1割負担）とし、現役並み所得者は7割給付（3割負担）となって、国保や被用者保険の医療保険制度に加入する一般の被保険者とほぼ変わらない姿となったのです。

老人保健制度に残された最後の課題は、給付は市区町村が行い、保険料は保険者に支払うため財政責任が不明確であるところを改革し、受益と負担の関係を明確化することでした。

そこで、高齢者医療費の受益と負担を明確化する「独立した制度」を創設し、財政責任の主体として広域連合を設立して、2008年4月、後期高齢者医療制度が始まりました。その財政構造は、保険者からの拠出金を50％から40％とし、10％を高齢者からの保険料で賄う仕組みに変えています。

こうして老人保健制度を引き継ぎ後期高齢者医療制度が始まりましたが、その内容については、第2章で詳しく述べます。

4　被用者保険と国民健康保険の段階的な統合

第2ステップで「被用者保険と国民健康保険を段階的に統合」するとありますが、どのような段階を

■図表1-4-3　韓国における医療保険制度の一元化

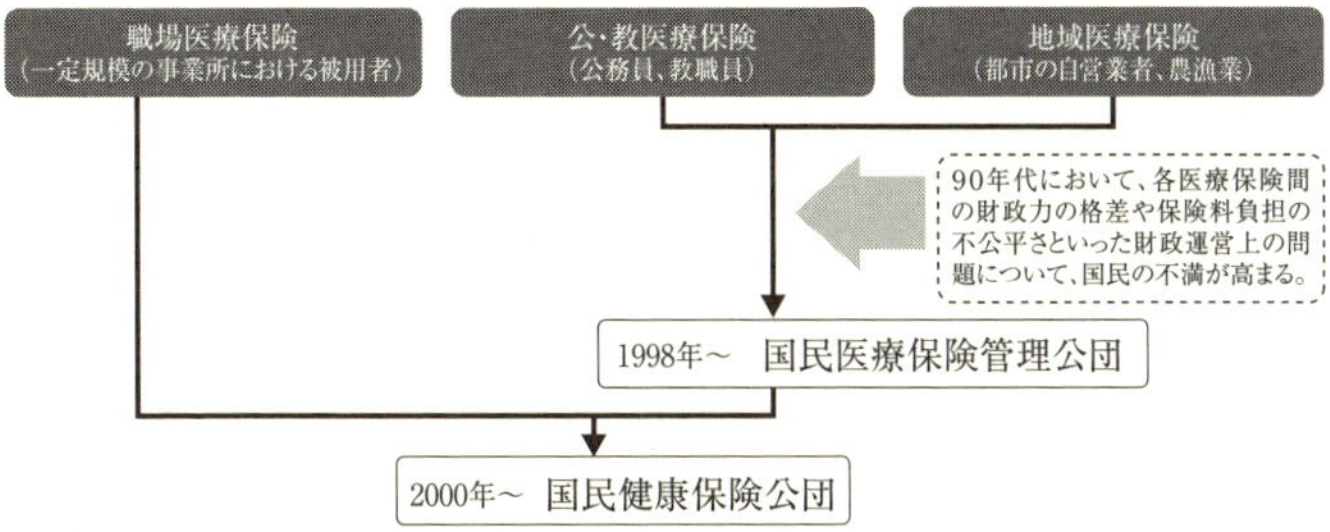

一元化にあたってのポイント

○運営組織・財政については、一元化されている。
○加入者については、
　①職場加入者（一般労働者・公務員・教職員、その被扶養者）
　②地域加入者（都市地域の自営業者、農漁村地域の住民）、となっている。
○保険料基準については、それぞれ、
　①標準報酬月額×保険料率
　②所得、財産、生活水準、経済活動参加率等を反映させた負担能力を点数化（保険料賦課点数）し、これをもって、世帯単位で等級別・定額制の保険料を算定となっている。
　①については労使折半が原則であるが、②については（事業主・本人負担分も含め）全額本人負担である。したがって、①、②の間で統一した保険料基準が設定されておらず、保険料負担の公平性が課題。

（出所）厚生労働省 高齢者医療制度検討会『第2回会議資料』を一部修正

踏むことになるでしょうか。

韓国では、1998年に地域医療保険と公務員・教職員の医療保険を統合して国民医療保険管理公団とし、さらに2000年から職場医療保険と統合して国民医療保険管理公団を設立して、一本化しています（図表1－4－3）。

日本において、被用者保険と国民健康保険の段階的な統合は、それぞれの差異を解消し実現する極めて困難な課題となりますが、統合を目指した場合、国民健康保険は約1800もある現在の市町村国保より、都道府県単位で47に集約された新たな地域保険としての「都道府県国保」から始めるのが望ましいスタートだと考えられています。

その上で、保険者間の差異が小さいところから、段階的に統合していくことを想定してみます。保険者間の差異については、所得形態・所得捕捉の状況や保険料算出方法等を含め、保険料や医療給付、財政運営、保険者の運営単位等が異なります。

市町村国保と後期高齢者医療制度はともに、市区町村が住民税を課税するために捕捉する前年の収入や所得を基準として保険料を計算し、一部負担金の割合を決定しています。保険料の構成も、応益負担としての均等割額と応能負担としての所得割額を基本とする点で共通しています。また、給付も同じような内容・構成となっています。

しかし、同じ国保でも医師や芸能人等、同種の事業・業務に従事する人で構成する国保組合や、被用者保険である協会けんぽ、組合健保、船員保険、共済組合では、保険料の計算に用いる所得は、給料の場合や標準報酬月額の場合があります。給付は傷病手当金等の所得保障や、家族である被扶養者への給付が行われている点も違っています。

運営の視点でみると、国保組合は都道府県が設立を認可する公法人で、全国に支部を設けて運営する国保組合もあります。協会けんぽは都道府県単位に支部を設けて運営され、船員保険は全国一律で運営され、組合健保や共済組合は事業所単位で運営されています。[2]

都道府県単位で運営されている協会けんぽは、都道府県単位化という視点でみれば、地域保険での統合が進めやすく、次の段階での統合が想定されるかもしれません。

組合健保については、2004年当時、約1600の組合健保のうち、全国展開が約2割、都道府県内が約8割となっていました。[3] 2006年の健康保険法の改正により、地域型健康保険組合の設立が認められ、規模が小さく、財政状況が窮迫している組合健保の救済策として、都道府県単位で業種にとらわれない合併が可能となりました。しかし、今までのところ設立された実績はありません。

一方、西濃運輸や京樽等、組合健保の中には、２００８年度からの高齢者医療費に対する支援金・納付金の負担の増大により解散し、協会けんぽへの加入に切り替わったところがあります。２００８年度は協会けんぽの保険料率が８・２％だったため、その料率を超える組合健保においては、独自に組合健保を運営するよりも、協会けんぽに加入する方が負担を減らすことができました。結果的に、組合健保から協会けんぽへと、被用者保険の都道府県単位における再編が進んだことになります(4)。

都道府県単位での保険者の再編・統合は、給付の平等・負担の公平・財政の安定化を図ることが目的です。しかし、再編・統合に対しては、国の医療保険に対する運営責任と財政責任を縮小させ、保険料の引き上げに向けた圧力が狙いではないかという声や、一方で都道府県の指導力、総合調整力を求める声もあります。

地域保険として一元的な運用を図るに当たって、完全な統合も含めて、どこまで被用者保険と国保の統合を図るのか、それとも統合は最低限の範囲にとどめて別の方法で実質的に地域保険としての一元的な運用を実現するのか、詳しくは第５章で考えていきます。

【注】

（1）入院医療費を無料にしている国保組合は、18組合あります。厚生労働省は国庫補助が入っているにもかかわらず、入院費を無料にするのは国民の疑念を招きかねないとして、改善を指導しています。

（2）２０１０年1月から全国健康保険協会が船員保険事業を運営しています。

（3）組合健保数１５８４、全国展開３５９、概ね都道府県内１２２５（うち単一健康保険組合１０２８、総合健康保険組合１９７）となっています。

（4）２００８年度、協会けんぽの保険料率8・2％を超える組合健保数が２５３団体ありました。もし、この組合健保がすべて解散して協会けんぽに再編された場合は、国庫負担の予算が７５０億円増加すると試算されています（厚生労働省）。協会けんぽの保険料率は２００９年度から都道府県単位に変わり、２０１０年度から全国平均で9・34％まで上昇、保険料率の上限は10％から12％まで引き上げられました。

第２章
後期高齢者医療制度の教訓

第1節　後期高齢者医療制度創設の目的

1　後期高齢者医療制度の概要

後期高齢者医療制度は、独立した医療保険制度です。前身の老人保健制度では国保か被用者保険に加入したまま給付が行われており、独立した制度ではありませんでした。国保という地域保険と、被用者保険という職域保険の二つの保険グループから、新たに第3の独立した保険グループが誕生したともいわれますが、地域保険の一つです。

また、前身の老人保健制度は、国が市区町村に事務を委託する法定受託事務でした。法定受託事務には、本来国が果たすべき事務（第1号法定受託事務）と、本来都道府県が果たすべき事務（第2号法定受託事務）がありますが、本来国が果たすべき事務から、後期高齢者医療制度は、市区町村の裁量で判断できる自治事務に変わりました。そのため、地域の特色を生かすこともできますが、実際は法令に基づき実施しているため、地域の独自色はあまりなく、制度の骨格は老人保健制度とほとんど変わっていません。

国民一人ひとりが、75歳の誕生日から被保険者になります。それまで加入していた国保や被用者保険から脱退し、強制的に移行する点が特徴です。75歳で区切ったのは、75歳から老化に伴う生理的機能の低下等の身体的な特性がみられるようになることと、75歳以上を対象としていた老人保健制度から円滑に移行ができるからです。老人保健制度からの移行に伴い、65歳以上の障害認定者も被保険者となっています。

寝たきり等一定の障害がある65歳～74歳の人は、申請による認定の日から被保険者になることができます。一定の障害とは、重度の身体障害や精神障害、知的障害等です。[1] 障害認定者については、将来にわたっていつでも認定を撤回することができ、撤回後は手続きにより国保または被用者保険に加入します。生活保護の受給者や、日本国籍を持たない短期滞在の外国人は被保険者の適用除外者となります。

被保険者数は、２００９年10月末現在、約１３６３万人で、そのうち障害認定者数は48万人、被扶養者だった人は１８４万人となっています。[2]

保険給付は、法定の義務的給付として医療給付が行われますが、被保険者には一般と現役並み所得者の所得区分があり、一般の場合、保険医療機関等の窓口で支払う一部負担金の割合が１割（９割給付）、現役並み所得者の場合３割（７割給付）となります。２００９年10月末現在、一般が１２６３万人（構成比92・７％）、現役並み所得者が99万人（７・３％）となっています。負担割合の判定は、住民税が課税される前年の所得及び年収をもとに行われます。

被保険者証（以下、保険証）を提示すれば、日本全国どこでも保険医療機関等にかかることができ、フリーアクセスは確保されています。また、保険証を忘れたり、海外で医療を受けたりした場合等でも手続きにより償還されます。

柔道整復、はり・灸等に対する療養費払いや、病院等の窓口で支払う患者負担の額が基準額を超えた場合に償還される高額療養費制度もあります。また、高額医療・高額介護合算療養費制度も始まっています。医療と介護のそれぞれに対し支払った自己負担額を合算し、基準となる自己負担限度額を超えた分については、償還されます。医療と介護の両方を必要とする高齢者に対し、経済的な負担の軽減を図る仕組みです。

後期高齢者の保険財政を賄う財源構成は、一部負担金を除き、公費5割、支援金4割、保険料1割となっています。公費は国、都道府県、市区町村が賄い、支援金は現役世代からの保険料で賄われています。老人保健制度の公費5割、拠出金5割で支える仕組みが改正され、現役世代の負担を減らし、高齢者の負担を明確にしました。

現役世代が負担する支援金が5割から4割に変わったことで、拠出金は2割軽減されています。軽減された拠出金の分は、高齢者一人ひとりの保険料で賄うことになったため、負担の付け替えが新制度の本質ではないか、という意見があります。しかし、前期高齢者医療制度が始まったことで、現役世代の負担は増加しています。

保険料は、介護保険料と同じ年金から天引きされますが、希望により口座引き落とし等の支払方法に変更することができます。

後期高齢者医療制度の運営は、都道府県内で共同して行うため、全市区町村が加入して各都道府県に広域連合を設立しています。広域連合は主に医療給付や財政運営を行い、市区町村が保険料の徴収等、窓口業務を行います。老人保健制度の課題であった保険料の徴収部門と給付部門の一元化の問題は、結果的に、徴収は市区町村、給付は広域連合というかたちで実現したことになります。

２　後期高齢者医療制度が独立したことの意味

後期高齢者医療制度は10年に及ぶ議論の末に独立保険方式が選択されましたが、第1章で述べたように年齢で差別せず、強制的に保険を異動することなく、給付と負担の公平を図る最良の処方箋は、国保か被用者保険のどちらかに加入したまま、高齢者の医療費を支え合う「年齢リスク構造調整方式」だと考えます。それでもなお、あえて独立した後期高齢者医療制度を創設したのは、なぜでしょうか。

まず、制度を創設した理由については、次のように説明されています。

⑴75歳以上の人の心身の特性に応じた医療サービスを提供する。
⑵高齢者医療の給付と負担の財政責任を負う主体を明確化する。
⑶制度を独立させて高齢者に応分の負担を求め、現役世代からの支援を受ける。

⑴の理由については、２００８年度から後期高齢者を対象とする診療項目が創設されましたが、終末期相談支援料等が年齢差別の批判を受けたため、一部凍結等を行い、２０１０年度から廃止しています。

⑵の理由については、各都道府県に広域連合を設立し財政責任を負う主体としましたが、法律上の保険者ではないため、無責任体制という指摘を受けました。また、保険料の賦課は広域連合が行い、徴収

は市区町村が行う分業体制になっています。

こうした二つの理由は、独立保険方式以外でも実現できる理由であり、⑶だけが「制度を独立させて」とあるとおり、独立させる理由となるものです。すなわち、高齢者に応分の負担を求め、現役世代からの支援を受けることが、その理由なのです。

また、独立した理由については、次のようにも説明されています。

⑴高齢者の医療を国民みんなで支えるための制度とすること
⑵世代間の負担の明確化と公平化を図ること

独立したことで後期高齢者が使う医療費がはっきりとし、その医療費に対して、だれがどの程度負担するのか財源の内訳もはっきりさせることができます。独立保険方式と他の方式とで決定的に違うことは、「高齢者医療費の見える化」です。

高齢者の医療費をみえるようにした上で、高齢者に応分の負担を求め、かつ、現役世代の支援を求める制度としたことが独立の理由となります。そのため、高齢者と現役世代の負担割合を明確にしたことが後期高齢者医療制度の良かった点の一つとされています。

高齢者に対しては、応分の負担を求めるものであって、決して過度な負担を求めるものではないはずです。高齢者に応分の負担を求める理由について、土佐和男室長補佐（当時）は、編著『高齢者の医療の確保に関する法律の解説』の中で、高齢者は主として年金で生活しており、税制上相当優遇されていたことを踏まえ、「他の年齢層の同じ収入と比較すると高齢者の保険料は安すぎたのである」と述べています。

後期高齢者医療制度が始まる以前、高齢者の８割は市町村国保に加入しており、高齢者の保険料は、65歳未満の、特に中間所得層が支払う国民健康保険料（税）（以下、国保料）で賄われ、高齢者の負担が薄められていたとしています。

すなわち、応分の負担とは、高齢者の安すぎた保険料を引き上げ、世代間の負担の公平を図ることが目的であり、制度を独立させ、高齢者の医療費をくっきりとみせることで、後期高齢者一人ひとりに保険料を賦課することの理解を求め、負担の公平を図ることが狙いになります。

実際は、後期高齢者医療制度が始まった当初、多くの高齢者から保険料の負担が急激に増えたことで苦情が寄せられています。安すぎた保険料が適正化されたことで、急激に上がったというのが事実でしょうか。一方で、制度開始直後に厚生労働省が行った保険料の変化に関する調査では、７割以上の人の保険料が安くなっているという結果が公表されています。

医療制度の独立と保険料の関係を考える上で、保険の原則があります。保険原則の中の一つに、保険は同質のリスクを抱える集団の間にかけられる必要があり、異なるリスクを持つ人には、異なる保険料を徴収するという「給付・反対給付均等の原則」があります。

こうした民間保険に適用される原則の考え方に立てば、心身の特性に応じた同質のリスクを持つ高齢者を一つの独立した制度としてまとめ、リスクに見合う保険料を徴収するという考え方が成り立ちます。原則論でいえば、高齢者ほど保険料が高く、現役世代ほど保険料が安くなるのです。そうした視点から、制度の独立化は個人的公平性を確保する保険原則の一つに基づいた抜本的な改革の試みともいえるのかもしれません。

しかし、公的医療保険制度の歴史は、加入も脱退も自由である場合に適用される「給付・反対給付均等の原則」は適用せず、強制加入を前提として、保険料に所得の再分配機能や社会連帯、扶助原理を持たせ、高齢者の負担を軽減し、公費と現役世代からの支援金で負担してきています。地域と職域に分けて集合体を形成し、リスクを分散する「大数の原則」という保険原則で成り立ってきた経緯があります。これに対し、リスクの高い人と低い人が一緒に加入していないため、大数の原則に反するという意見もありますが、大数の法則からみれば、公費5割、現役世代からの支援金4割というリスク分散型の財政構造は大数の法則が当てはまるといえます。

一方、独立保険方式とした後期高齢者医療制度の問題点について、国際基督教大学の八代尚宏教授は著書『「健全な市場社会」への戦略』の中で、「一般の医療保険から独立させることの最大の問題点は、保険者機能が及ばないことである」と述べ、高齢者と勤労者が同じ保険制度の中にいて初めて利害の調整が可能であるとし、切り離されている状況では、本来の医療制度改革を実現するのは困難であると指摘しています。

3　後期高齢者への医療サービス

後期高齢者医療制度を創設する理由の一つ目に、75歳以上の人の心身の特性に応じた医療サービスの提供がありました。

75歳以上の人の心身の特性とは、加齢による免疫力や自然治癒力の低下により複数の疾患を患い、認知症や廃用症候群（筋萎縮、関節拘縮等）が多く、治療が長期化し、いずれ避けられない死を迎えるとされています。特に、後期高齢者は入院受療率が高い傾向にあり、生活習慣病のうち高血圧性疾患、虚血性心疾患、脳梗塞の傾向が高くなっています。

そこで、後期高齢者の心身の特性に応じた医療サービスは、次の三つを基本に構築されました。

(1)生活・尊厳重視の医療
(2)後期高齢者に対する医療の多くは74歳以下のものとは異ならない
(3)高齢者の特性や基本的視点を十分踏まえ構築

これらを基本として次のような視点から後期高齢者診療料や、終末期相談支援料、特定入院基本料等、全部で17の診療報酬項目が導入されました。

(1)外来診療：総合的に診る取り組みの推進、薬歴管理、情報の共有・連携
(2)入院診療：退院後を見越した計画的な入院医療、評価・共有、退院支援
(3)在宅医療：情報共有・連携、後方支援、在宅診療、訪問看護等

(4) 終末期医療：疼痛緩和ケア等

こうした高齢者に限定した診療報酬の適用はこれが初めてではなく、すべてが2008年度から始まったわけでもありません。

１９８３年に施行された老人保健制度では、高齢者の心身の特性を勘案し、医科診療、歯科診療、調剤それぞれに別建ての「老人診療報酬点数表」が作られ、適用されていました。その診療報酬は一般患者よりも低く設定されており、高齢者の経済的な負担を軽減する考え方が含まれていました。

たとえば、１９８４年、老人診療報酬に入院期間が長くなると診療報酬が低くなる「逓減制」が導入されました。入院期間が３カ月を超えると、診療報酬が半分近くに下がるものです。

逓減制の導入により、重度の高齢者や長期入院患者の「強制退院」や、行き場を失った高齢者が病院等を転々とする「たらい回し」の増加、経営難に直面した病院等が入院患者から「お世話料」を受ける等、医療現場の荒廃が進むという状況が生じました。

このいきさつは、今日の後期高齢者に対し導入された後期高齢者特定入院基本料（一般病棟に90日を超えて入院すると点数が下がるもの）でも繰り返され、必要な医療が受けられなくなる、退院が強制される、年齢差別である等の批判の声が寄せられ、当時の状況を彷彿とさせる結果となりました。

高齢者に限定した診療報酬の適用は、高齢者に不利益を与えるものとは限りません。しかし一方で、診療報酬の定めは保険医療機関等の行動を経済的に誘導するため、その内容によって、保険医療機関等の行動が変わっていきます。

保険医療機関等は診療報酬が下がることで収入が減るため、高齢者の経済的な負担を軽減するという意図とは別に、入院の必要性を十分考慮された上で、経済的に退院を促す方向に働きがちです。

老人診療報酬は2006年度の診療報酬改定により、高齢者の心身の特性を踏まえたものを除き、医科診療報酬点数表と一本化され廃止されましたが、その後、概ね老人診療報酬を引き継ぐかたちで、後期高齢者の心身の特性に応じた医療サービスの提供として、外来、入退院、在宅医療、薬の管理等、新たな後期高齢者の診療報酬が創設され、取り入れられました。

こうした経緯はありましたが、年齢差別等を解消するため、2009年11月に開催された社会保障審議会医療部会では、後期高齢者医療制度本体の見直しに先行して、後期高齢者の診療報酬体系は廃止の方向で検討され、最初に後期高齢者診療料と後期高齢者特定入院基本料の廃止が決まりました。そして、2010年4月から年齢に着目した後期高齢者の診療報酬体系は廃止されています。

4　広域連合と保険者

後期高齢者医療制度を創設する理由の二つ目に、高齢者医療の給付と負担の財政責任を負う主体を明確化することがあります。前身の老人保健制度では、自治体が給付を行い、保険者が保険料の徴収と負担を担っていたため、財政責任が不明確でした。

財政責任を明確化するため、高齢者医療確保法に基づき都道府県単位の運営主体として、すべての市区町村が加入して広域連合を設立することが義務付けられました。異例の強制設立とされています。後期高齢者医療制度の運営主体としては、都道府県、市区町村、広域連合の三つが候補として挙がっていました。

都道府県が保険者となることは財政運営の安定化や医療費適正化等の保健医療政策と連携を図ることができるものの、保険者から外れたのは住民の基礎的な個人情報を把握していない、保険料の徴収を含め医療保険の事務のノウハウがない、ということが理由とされています。

一方、市区町村が保険者となることは保険料徴収や窓口業務等が住民の身近で行われることになるものの、市町村国保の保険者として財政が逼迫し運営が厳しく、介護保険の保険者としても課題が山積しており、市区町村が運営主体では規模が小さく財政が安定しない等の理由から保険者となることに反対の意向を示していました。

広域連合は、同一の事務を共同処理する一部事務組合と比べて、多角的・複合的に事務処理を行う柔軟性があり、一部事務組合にはない直接請求という住民参加の制度がある上、国や都道府県から権限移譲を受けることもできます。そのため、個々の市区町村では実施が困難でも、広域的団体であれば実施が可能な事務を法令等の定めにより広域連合が処理することができます。こうした点で、広域連合は一部事務組合よりも、保険者の事務を行うのに有利な点があります。

広域連合は本来、個別の政策ごとに必要性を判断して、都道府県または市区町村、あるいは都道府県と市区町村が共同して自主的に設置する組合ですが、広域連合の特長を生かし、強制設置に踏み込んだかたちになります。

目白大学の宮武剛教授は著書『介護保険の再出発』で、後期高齢者医療制度の長所について「長所は『広域連合』が保険者となって財政と運営の責任を持つ仕組みにされたことだ」と述べていますが、これも後期高齢者医療制度の良かった点の一つとされています。

広域連合は、実質的な保険者として、財政運営に責任を持ちます。なお、法律上の保険者は、市区町村です。広域連合は保険者事務を代行し、被保険者の保険証には代名詞のような立場で、保険者として記載されています。ただし、市区町村が保険料を徴収し、広域連合が給付するため、広域連合が完全に給付と負担の財政責任を負っているとはいいがたく、これが無責任体制と指摘されるゆえんです。

保険者には、後期高齢者支援金や前期高齢者納付金、病床転換支援金の納付義務、特定健診・特定保健指導の実施義務があります。また、病院を設立することもできます。広域連合には、このような保険者に課せられた義務や権限はありません。

広域連合と市区町村の役割は法令のほか、規約、広域計画等により定めますが、主に広域連合は財政運営を行い、市区町村は窓口事務を担います。広域連合は市区町村と緊密な連携を図りながら、被保険者の声、現場の声を生かし、規約や計画に定められた役割分担に基づいて、被保険者に対する責任を果たすことになります。

【注】

（1）２００９年12月24日、身体障害者福祉法施行令等の一部を改正する政令が公布され、身体障害者障害程度等級表の１級から４級までに「肝機能障害」が加えられました。２０１０年4月1日から施行しています。身体障害の認定者は１級から３級までが対象となります。

（2）『後期高齢者医療毎月事業状況報告（事業月報）』２００９年10月（厚生労働省）。

第２節　後期高齢者医療制度の財政構造

１　精緻な財政構造と保険料

医療保険制度とは財政の仕組みでもあります。その点で、後期高齢者医療制度は非常に精緻な財政構造がつくりあげられ、とても優れた仕組みとなっていますが、一方で大変わかりづらいのも確かです。

後期高齢者医療制度の財源は、患者が病院等の窓口で支払う一部負担金を除き、公費５割、支援金４割、保険料１割で構成しています。保険料が１割しか負担しないため、後期高齢者「医療保険」とは呼ばず「医療制度」とされています。

なぜなら、医療保険の財政は概ね５割分を被保険者からの保険料で賄うことを従来からの常識としており、１割程度しか賄わない後期高齢者医療制度は医療保険ではないと考えられているからです。そのため、給付も保険給付ではなく、医療給付となっています。

しかし、４割部分を支える支援金は現役世代の保険料であるため、後期高齢者の保険料と合計すれば保険料で半分を賄っているともいえます。後期高齢者医療保険としても差し支えなかったのではないでしょうか。

さて、保険料が負担するのは、正確にいうと1割ではありません。保険料は、医療給付等に必要な費用額に対し、まず公費を充て、次に支援金を充てて、残った必要額を賄います。費用額－公費－支援金＝保険料、となります。

また、保険料で負担する分が必要な費用の1割だからといって、徴収される保険料率が所得に対して10％であるということでもありません。

保険料で賄う1割とは必要な費用の総額の1割であり、その1割分を確保するため、被保険者の所得から保険料分として徴収するために計算する値が保険料率となります。地域保険である後期高齢者医療制度や市町村国保では、保険料率が所得の10％を超えることがあります。

組合健保の場合、保険給付の財源は基本的に保険料だけで賄っており、被保険者と事業主で負担を折半しています。２００６年度における組合健保の平均保険料率は７・３％（被保険者３・３％、事業主４・０％）でした。

協会けんぽの場合、保険給付の財源に13％の国庫補助が入っていたため、残る87％分が保険料の負担となり、被保険者と事業主で折半して賄っています。２００８年度までは全国一律の保険料率で８・２％（被保険者４・１％、事業主４・１％）でした。

市町村国保の場合、保険給付の財源は公費と被保険者の保険料で50％ずつ折半していますが、市町村国保の加入者は高齢者が多く１人当たりの医療給付費が高くなる一方で、低所得者や無職者が多いため、保険料率は被用者保険に比べて高くなる傾向があります。

ここに税金と決定的に異なる保険料の特徴が出ます。税金は、所得が下がれば同じように税額も下がり、自動的に減税効果をもたらします（ビルト・イン・スタビライザー＝自動安定化装置）。しかし、保険料の場合は、保険給付等に必要な額を賄うため、必要となる額が確保できるまで保険料率を引き上げなければなりません。

財政の基本として、「入るを計って出るを制す」といわれますが、医療保険の財政は「出るを計って入るを制す」仕組みになっているのです。

そのため、後期高齢者の場合は１人当たりの医療給付費が高く、ほとんどが年金受給者で所得が伸びないため、一方的に負担ばかりが膨らむ構造となってしまいます（年齢差別とも）。

年金受給者を中心とする独立した制度とする場合は、二つの対応が必要でした。

一つは、医療給付等の必要な額に対し、先に公費を引くのではなく、先に保険料を引き、最後に公費を充てるべきです。必要額－保険料－支援金＝公費、となります。

もう一つは、保険料率を固定する「保険料率固定方式」にするべきです。その率は５％が妥当であると考えます。被用者保険の保険料率では、健康保険法により上限が10％となっているため、事業主と負担を折半することで、被保険者の負担分は５％以下となります。事業主負担を含めても最大10％です。

しかし、後期高齢者の場合、個人の所得にかかる保険料率が10％を超える人がいます。保険料が高いという苦情のほとんどが、所得の10％を超える人からのものでした。所得の10％を超えて保険料を徴収するのは市町村国保でも生じている問題ですが、地域保険に共通の課題として、保険料率に上限を設定することが必要であると考えます。

2　負担対象額と特定費用

後期高齢者医療制度は、財源の５割を国、都道府県、市区町村が公費で負担しています。負担割合は、国が12分の４、都道府県及び市区町村は12分の１ずつです。(1)

この公費が負担する対象は、すべての高齢者医療費ではありません。所得区分で一般に該当する人が利用した医療給付費のみで、一定以上の所得がある現役並み所得者の医療給付費は、負担の対象に含まれていません。

高齢者医療確保法では、一般の人の医療給付費は公費で賄う「負担対象額」とされ、現役並み所得者の医療給付費は公費で賄わない「特定費用」と規定されています。

財源構成として説明される公費５割、支援金４割、保険料１割とは、一般の人の医療給付費＝負担対象額のみに該当し、現役並み所得者の医療給付費＝特定費用の財源構成は、公費０割、支援金９割、保険料１割です（図表２－２－１）。

その結果、『平成20年度決算速報』によると、２００８年度の後期高齢者医療費は約11・４兆円で、患者負担の約１兆円を除く10兆円をみた場合、支援金は４兆から４・４兆円（１・１倍）となり、現役世代の負担が１割増えています。２０１０年度予算では、被保険者数１４２１・７万人、医療費総額12・８兆円、患者の一部負担を除いた医療給付費は11・７兆円が見込まれていますが、支援金は４割の４・７兆円を超えて、５兆円が見込まれています。

■図表2-2-1　後期高齢者医療制度の財源構成

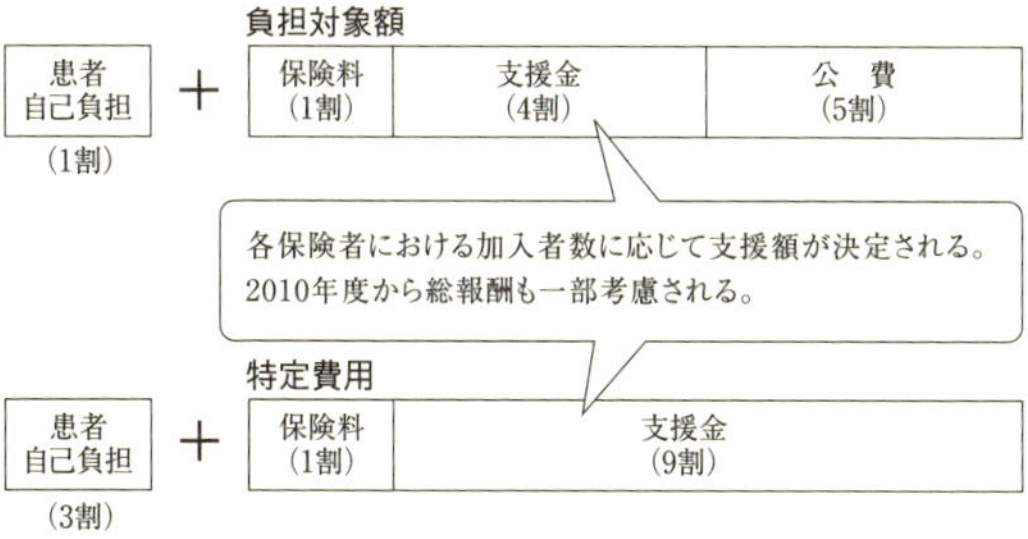

後期高齢者支援金の負担により、現役世代の多い被用者保険の財政を圧迫していますが、特定費用を公費負担の対象から除くことは、現役世代に一層負担を転嫁することになります。

また、２００６年８月から現役並み所得者の判定基準が引き下げられました。

現役並み所得者とは、後期高齢者医療制度の被保険者が単身の場合、住民税課税所得額が１４５万円以上、収入額が３８３万円以上の人、被保険者が複数いる世帯の場合、合計収入が５２０万円以上の人が該当します。なお、世帯に70歳以上の人がいれば、後期高齢者医療制度の被保険者でなくても収入を合算することができ、合計で５２０万円未満であれば、所得区分の一般が適用されます。この基準は、被保険者の一部負担金を軽減するため、２００９年１月から追加されたものです。

現役並み所得者の判定基準は、２００６年７月末まで住民税課税所得が１４５万円以上であっても、収入が単身世帯４８４万円、複数世帯

621万円と、100万円程度高くなっていました。基準が下がったことで、現役並み所得者が増え、連動して特定費用が増えるため、より一層、公費負担から現役世代への負担に転嫁されることになります。

負担対象額と特定費用の区分は、前身の老人保健制度の方式をそのまま引き継いでいます。老人保健制度の財源構成は、公費3割、拠出金7割から始まりましたが、保険者の負担を軽減するため、2002年の法改正により、公費5割、拠出金5割へと段階的に変更することが決まりました。

同時に、初めて現役並み所得者（当時2割負担）が導入され、負担対象額と特定費用のような区分も始まり、この当時から現役並み所得者の給付費には公費を入れず、保険者で負担を按分する方式が採られています。公費負担の割合を3割から5割に上げる代わりに、公費で負担する対象費用を絞り込んだようにみることができます。

しかし、後期高齢者医療制度では、負担対象額と特定費用を分ける合理的な理由はありません。負担対象額と特定費用を区分することなく一本化して公費負担を増やし、現役世代の負担を減らすべきであると考えます。

3　後期高齢者負担率

後期高齢者負担率とは医療給付費の財源として後期高齢者が負担する率をいいます。高齢者医療確保法により、2008年度～2009年度の後期高齢者負担率は、100分の10（以下、流れにより10％や

1割と表記）と定められています。

そのため、保険料で医療給付費の1割を賄うとされていますが、正しくは現役世代からの支援金を計算する際に控除するのが、後期高齢者負担率です。医療給付費10割－公費5割－後期高齢者負担率1割＝支援金4割、となります。

この後期高齢者負担率は、少子高齢化の進展を見据えて、高齢者医療確保法で2年ごと、すなわち、保険料の改定のたびに見直されることになっています。

後期高齢者人口は国勢調査報告によると、2005年時点で1164万人が10年後の2015年に1・4倍の1645万人に達すると予測され、74歳以下の人口は2005年時点の1億1613万人が、2015年には1億898万人（▲6％）にまで減ると予測されています。後期高齢者人口の伸びに比べ74歳以下の人口の伸びは低く、保険料の担い手である高齢者は増えますが、他方で支援金の支え手である現役世代は減っていくという構図になっています。

もし、後期高齢者負担率1割、後期高齢者支援金4割の負担割合を維持し、固定することになれば、後期高齢者1人当たりの負担の伸びに比べ、現役世代1人当たりの負担は、より大きく伸びることになり、現役世代の負担が著しく急増することになります。

現役世代と高齢者との世代間における負担の公平を図るため、全人口に占める後期高齢者と現役世代の人口比率の変化に応じて、それぞれの負担割合を変更し、増える負担を折半する仕組みが後期高齢者負担率です。これにより、保険料が負担する割合は1割を下限として徐々に増えていき、現役世代が負担する支援金の割合は、４割を上限として徐々に減っていきます。

２０１０年度以降の後期高齢者の負担割合

＝10％＋２００８年度の現役世代の負担割合（約４割）×２００８年度から改定年度までの現役世代減少率※×１／２

※現役世代減少率＝（２００８年度の現役世代人口－改定年度の現役世代人口）÷２００８年度の現役世代人口

介護保険制度も同様に、65歳以上の第1号被保険者と、40歳以上65歳未満の第2号被保険者で分担する保険料の割合も、同じように人口の伸び率で調整されています。

厚生労働省は、２０１０年度～２０１１年度の第2期保険料について、なんらの抑制策も講じなければ13・8％増加するという試算結果を発表しましたが、その内訳に、後期高齢者負担率の上昇分が2・6％含まれています。現在の後期高齢者負担率10％×上昇分2・6％＝0・26％を加えた10・26％が、次の後期高齢者負担率となります。一方、現役世代からの支援金からは差し引くことになりますので、40％－0・26％＝39・74％が、次の支援金の率となります。

現役世代の支援金全体としては2・6％を差し引いていますが、２００８年度と比べて２０１０年度には現役世代の人口が減少し、１人当たりでみると本来5・2％負担が上昇するところを、その負担を高齢者と折半して2・6％の上昇に抑え、高齢者にも同じ2・6％の負担を求めるという意味になります。どうしても後期高齢者の保険料の上昇だけに目がいってしまいがちですが、全国民でできる限り費用負担を公平に支え合う機能を担っている点に留意する必要があります。

4　保険料と所得係数

後期高齢者医療制度の保険料と、国保や被用者保険の保険料とでは、賄う費用が大幅に異なっています。後期高齢者の保険料は、基本的に被保険者の医療給付に充てられる財源ですが、国保や被用者保険の保険料では、医療分に加えて、①退職者医療制度分、②後期高齢者支援金分、③前期高齢者納付金分、④病床転換支援事業分等、が上乗せされています。そのほかに、40歳からは介護保険料分が加わります。これらの負担が増大し、被用者保険の解散や保険料の引き上げが起こっています。概ね協会けんぽでは保険料の4割、組合健保では4・5割、共済組合では5割が高齢者への拠出分となっており、財政状況を圧迫し、戦後最大の財政赤字を招いているともいわれています。

後期高齢者医療制度の医療分の中には、①医療給付費、②葬祭費、③診療報酬明細書等（以下、レセプト）の審査支払手数料、④財政安定化基金の積立金、⑤基金から借り入れた場合の償還金、の五つが含まれ、他に健康診査の費用等があります。国保や被用者保険も医療分については概ね同じですが、傷病手当金や出産育児一時金等、給付内容がより多くなっています。

また、保険料は所得の再分配機能を担っていますが、後期高齢者医療制度では所得係数を用いて、所得の再分配を行っています。所得係数とは、全国の後期高齢者1人当たりの平均所得(2)と、都道府県ごとの高齢者1人当たりの平均所得を比べて、指数化したものです。

所得係数＝都道府県ごとの被保険者1人当たりの平均所得÷全国の被保険者1人当たりの平均所得

分母と分子が同額であれば所得係数は1・00となりますが、東京都は2008年度の所得係数が1・78で、全国でもっとも高くなりました。この所得係数が二つのことを決めています。

一つは、都道府県間の財政力の不均衡を是正するための普通調整交付金の交付額、もう一つは、各都道府県で保険料を決定する際の「均等割額」と「所得割額」の配分です。もし、所得係数が平均の1・00であれば、普通調整交付金は標準額（医療給付費の12分の1）が交付され、保険料を構成する均等割額と所得割額の配分は50：50で按分されます。

普通調整交付金により、都道府県間の財政力の不均衡が是正されるため、医療給付費の水準と保険料率の水準が理論上一致することになります。すなわち、全国の平均的な医療給付費の団体と、全国の平均的な保険料率の団体は同一の団体となることが見込まれます。また、平均的な所得の人は、平均的な保険料が賦課されることになります（図表2－2－2）。

2008年度における東京都の所得係数は1・78のため、普通調整交付金が1年間で300億円減額されて他の道府県に配分され、均等割額と所得割額の配分は37：63となりました（普通調整交付金の２００８年度交付額は２４５億円で交付率は45％、２００９年度は２６６億で交付率48％）。普通調整交付金が３００億円減額されたため、東京都の被保険者は単純計算で１人当たりの保険料が２・７万円高くなります。

また、東京都内において均等割額と所得割額の配分が37：63ということは、年間の保険料が10万円だった場合、均等割額が３万７０００円、所得割額が６万３０００円という計算です。もし、50：50であれば各５万円となるべきところですが、37：63に変わることで均等割額が安くなり、所得割額が高くなります。均等割額を安くすることで低所得者

■図表2-2-2　財政調整交付金の仕組み

全国平均の普通調整交付金が交付された場合の応益応能比率は50：50となり、広域連合ごとの応益応能比率は、実際に交付される普通調整交付金の多寡により変動する。その調整は所得係数が担う。

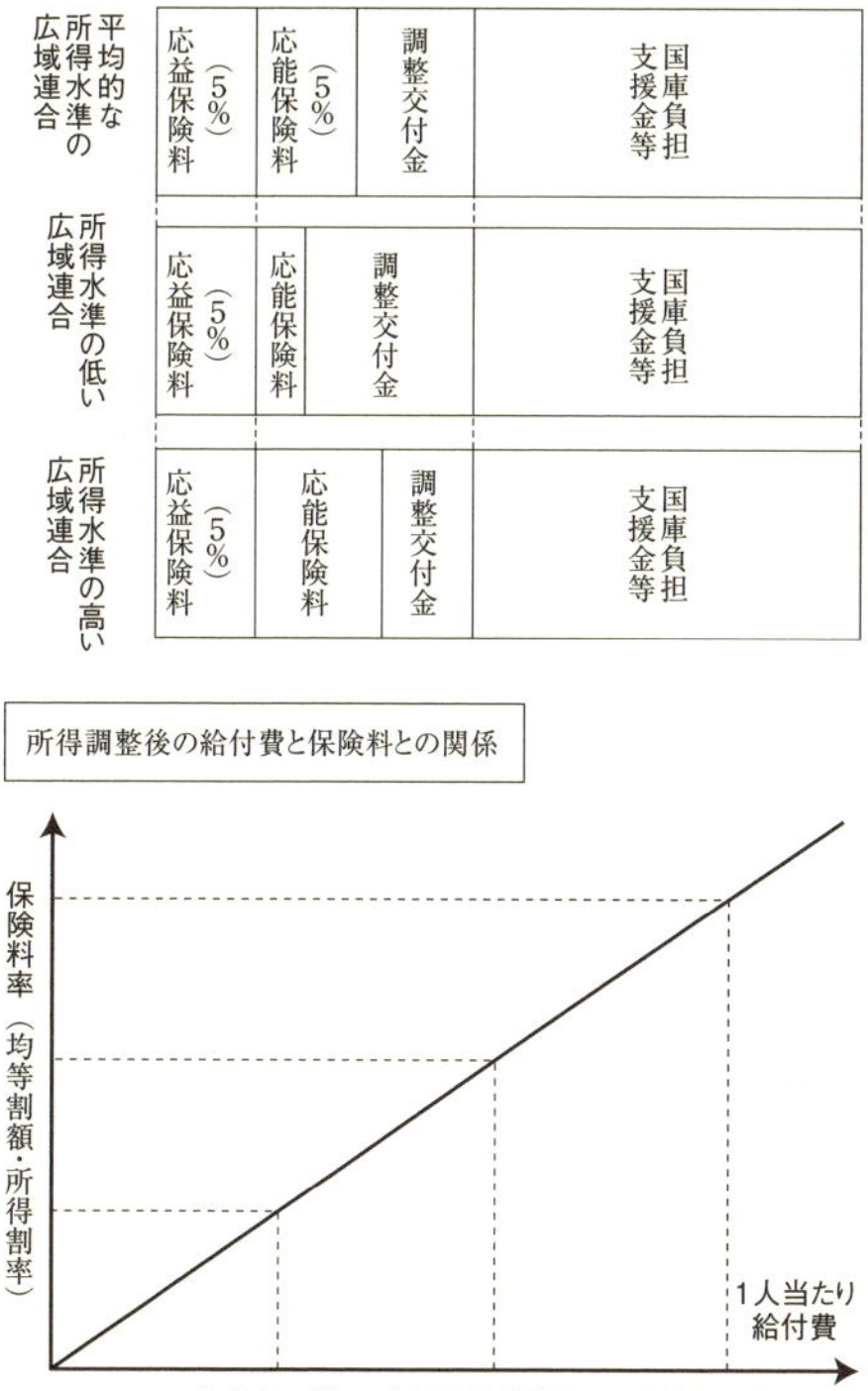

（出所）厚生労働省

の負担が軽減され、その代わりに所得割率を上げて、所得の高い人に多くの負担を課しています。このように、所得係数が保険料に備わる所得の再分配機能を担っています。

一方、国保料には所得係数のようなツールはなく、均等割額と所得割額で算定する場合は、その比率を「平準化」するため、50：50を基本として、市区町村ごとに政策的な判断で決定しています。

ルポライターの矢吹紀人氏は著書『国保崩壊』で「平準化が進められたため、国保料が低所得層に打撃を与える現象が次々と発生している」と問題を指摘していますが、平準化を原則とすると低所得層の負担が増大します。

市町村国保では、２００９年度まで均等割額の割合が45％以上55％未満の場合、均等割額に対し７割軽減、５割軽減、２割軽減を適用することができ、それ以外の場合、６割軽減、４割軽減の適用になるという基準が設けられていました。２０１０年度から、国保制度改革の一環として、この基準を撤廃することが決まったことで、各市町村保険者は平準化にとらわれず、７割軽減、５割軽減、２割軽減の適用に進むことが見込まれます。

後期高齢者医療制度における所得係数には、都道府県間の財政力の不均衡を是正し、医療費水準が同じであれば保険料水準が同じになるよう調整を図る機能を持たせていますが、実際は必ずしも同等にはなっていません。

国保中央会が発表した『平成20年医療費の状況』によると、全国の平均的な医療費は宮崎県となっています。医療費には患者負担である一部負担金が含まれているため、医療給付費とは異なるものですが、これを手がかりにすれば、宮崎県では医療給付費の1割を保険料で賄うことになります。しかし、2008年度の決算結果によると8％程度しか賄っていません。一方、東京都の医療費は宮崎県とほぼ変わらず平均的な水準にありますが、医療給付費の12％程度を保険料で賄っています。同じ医療費の水準であっても、保険料で賄う割合が1・5倍ほど高いという状況になります。

そのため、東京都等の所得の高い地域に過度な負担がみられるため、普通調整交付金は別枠で税金を原資として確保するか、交付金の標準額を医療給付費の12分の1（≒8・3％）から、介護保険と同様5％まで下げる等の改善を図る必要があります。

【注】

（1）　12分の4のうち、12分の1は調整交付金に充てられています。

（2）　この場合の所得は、保険料の計算のもととなる所得で「旧ただし書き所得」をいいます。旧ただし書き所得とは、1961年度～1963年度の間、市町村民税の所得割額の課税方式として採用されたものです。1964年に住民税の課税方式が本文方式に統一された際も保険税において存置されました。本文方式では雑損失とその他の所得控除を控除しますが、旧ただし書き所得では控除しない点が異なります。全国の市町村国保では、1763団体（97・8％）が旧ただし書き所得を使っています。旧ただし書き所得は税制改正の影響を受けにくく、広く薄く負担を求める等の利点があります。

第3節　後期高齢者医療制度の問題点

1　問題点の整理

２００８年度は単純ミスと周知不足から混乱が広がり、広域連合や市区町村等に問い合わせや抗議が殺到しました。

厚生労働省は後期高齢者医療制度の改善を図るため、有識者による「高齢者医療制度に関する検討会（以下、高齢者医療制度検討会）」を設置しました。その第1回会合において、高齢社会をよくする女性の会の樋口恵子理事長が、次のような後期高齢者医療制度12の罪を列挙しています。

①線引きの罪、②天引きの罪、③説明責任不履行の罪、④当事者不在の罪、⑤名称の罪、⑥勤労意欲削減の罪（75歳以上の被用者について）、⑦運営責任不明の罪（広域連合について）、⑧主治医制度曖昧の罪、⑨障害者差別の罪（重度障害者が前期高齢者であってもこの制度に入ることについて）、⑩ターミナルに関する国民的議論粉砕の罪（終末期相談支援料について）、⑪共感と敬意不在の罪、⑫事務ミスだらけの罪

実務的な観点から私なりに12の罪を体系的に三つの問題点として整理すると、①線引きの罪、⑤名称

の罪、⑥勤労意欲削減の罪、⑩ターミナルに関する国民的議論粉砕の罪、⑪共感と敬意不在の罪は、「エイジズム」という第1点目の問題として整理することができます。エイジズムは高齢者差別であり、年齢差別の問題として、次項で詳しく述べたいと思います。

次に、②天引きの罪について、ちょうど宙に浮いた年金記録5000万件の問題と重なったことが事態を悪化させることになりましたが、年金天引き自体は介護保険料をめぐる判決により(1)、年金天引き（特別徴収）という徴収方法も含め、低所得者への賦課・徴収も憲法14条(2)・25条(3)に違反するものではないとする判例がほぼ確立しています(4)。

実際に年金天引きには保険料を支払うのにもっとも簡便な方法であり、被保険者からも年金天引きに賛成する声もあります。また、徴収コストを必要最小限に抑えるという点で、A・スミス（Smith）等が主張する「便宜の原則」や「最小徴税費の原則」に適合し、罪には当たらないと考えます。むしろ、複数の年金を受給している高齢者からは、高所得者であるために年金天引きがなされず、年金天引きできるようにしてほしいという要望や、天引きする年金を選べるようにしてほしいという意見があることを考えれば、徴収方法の問題は、低所得者に保険料を賦課して、先取りしてしまうことが問題の本質であると考えます。また、年金天引きの手続きの繁雑さやタイムラグが問題となっています。

同時に、天引きの罪は③説明責任不履行の罪としてみれば、周知不足により年金天引きについて国民から事前の理解を十分に得られていなかった点を認めなければなりません。⑧主治医制度曖昧の罪、⑩ターミナルに関する国民的議論粉砕の罪も同様で、日本全体の医療において、かかりつけ医の問題や終末期医療の問題は多年にわたって検討され、積み上げられてきました(5)。しかし、十分な説明等がなかったために、これまでの積み上げが国民に伝わることなく拒絶されてしまったかのような状況になりました。これらは「広報不足、説明責任不足」を起因とする問題であり、第2点目の問題となります。

一方で、制度改正の大きさをかんがみ、広報については、2006年6月の法改正以来、全国の広域連合や市区町村で重視していました。しかし、広報するにも国において制度の内容が決まらず、スケジュールが遅れていたこともありますが、2007年度に初めて保険料を決める条例を制定する際、マスコミに情報提供しても取り上げられることもなく、ホームページ等を活用した広報や、市区町村においては地域説明会を開催しても、驚くほど反応が薄かったのも事実です。

また、2008年1月に入り、全国の各広域連合や市区町村は広報強化期間と銘打ち、力を入れて広報を行っていました。2月、東京都広域連合には、福田康夫首相（当時）から「4月の年金天引きでは混乱することが心配されるので、全国の10分の1の被保険者が暮らす東京都でしっかり広報してもらいたい」というメッセージをもらっています。

被保険者のもっとも身近な存在である市区町村の担当者は、高齢者への広報は一人ひとりに直接説明するのが基本であることを熟知しています。そのため、制度の準備段階から「後期高齢者」という名称が快く受け入れられないと感じ、変更も訴えていました。また、地域説明会を開き対話形式の広報に努めましたが、実際に反応があったのは保険証が届き始めた2008年3月からでした。

最後に、③説明責任不履行の罪、④当事者不在の罪、⑦運営責任不明の罪、⑫事務ミスだらけの罪は、実質的な保険者である広域連合をはじめ、国、都道府県、市区町村が執行上の十分な対応を図れなかった点で反省すべきであると受け止めています。これも広域連合における「執行上・運営上」における第3の問題点として後で述べます。

2　エイジズム（高齢者差別）とは

後期高齢者医療制度は年齢で独立した世界に類のない制度です。一方で日本は世界一の長寿社会です。(6) 世界には日本のような高齢社会に達した国がありません。日本の高齢化率は22％を超え、75歳以上人口が全人口に占める割合は1割を超えました。(7) 欧米諸国では75歳以上人口が6％～8％程度となっています。

高齢社会は人類の理想の一つの到達点です。後期高齢者医療制度が始まった2008年度は、団塊の世代が60歳を迎え、大量退職を迎える「2007年問題」の翌年度でした。

後期高齢者医療制度は、今後、世界が迎えるであろう高齢社会における社会保障制度の一つのモデルであり、成功するか、失敗するか、世界は注目していたのではないでしょうか。廃止が決まり、世界に一つの教訓を示したことになると考えます。

廃止する理由の一つは、年齢による差別の問題です。その意図するところは、年齢により高齢者を差別したというものですが、では、高齢者差別とはなんでしょうか。

１９６９年、アメリカの老年学者R・バトラー（Butler）は「エイジズム」という新語を創りました。A・B・パルモア（Palmore）は著書『エイジズム』で「エイジズムは我々の社会においてレイシズム（人種差別）とセクシズム（性差別）に続く第三の重大な『イズム（差別）』として登場している」と述べています。

１９８２年、国際連合（以下、国連）は「高齢化に関する国際行動計画」を採択し、１９９１年に国連総会は「高齢者のための国連原則」を採択しました。国連は年齢による差別を含む「高齢者差別（エイジズム）」を解消するため、国際的な課題として対応してきた経緯があります。

高齢者差別とは、加齢を理由に組織的に一つの型にはめ、差別することをいいます。定年退職制度は、[6]高齢者差別の代表的なものとされ、内閣府では共生社会を推進するため、年齢だけで高齢者を別扱いする制度・慣行等の見直しに取り組んでいます。

後期高齢者医療制度のように75歳に達した日から強制的に被保険者となる制度は、年齢差別、高齢者差別となります。後期高齢者のみを対象とした終末期相談支援料や特定入院基本料も同様です。小林信彦氏は著書『〈後期高齢者〉の生活と意見』の中で、「ずいぶん無神経で、ヒトを粗雑に扱う」と述べていますが、カッとした多くの人から意見をいただきました。

75歳で区別したのはアメリカの老年学者B・ニューガーテン（Neugarten）で、生活年齢ではなく機能年齢を提案し、55歳〜74歳をヤング・オールド、75歳以上をオールド・オールドと提唱しました。最近では80歳以降を後期高齢期とする考え方や、85歳以上または90歳以上から超高齢者とするのが老年医学における世界のコンセンサスともいわれています。[8]

私は、診療所の待合室で「後期高齢者医療の○○さん」と呼ばれるところに遭遇したとき、医学的な見地を優先するあまり、社会的な見地での配慮が欠如し、制度として高齢者の健康上における社会的アイデンティティを喪失させていると感じました。

一方、アメリカでは、国民皆保険を目指す医療制度改革の法案が可決し、歴史的な改革が進んでいますが、65歳以上の高齢者を対象とした医療健康保険制度（メディケア）があります。これについて、A・B・パルモアは、高齢者に対する偏見と差別としての「否定的エイジズム」と、高齢者を支持する立場からの偏見と差別としての「肯定的エイジズム」に分け、「高齢者を対象とした医療保険制度、メディケアはエイジズムの一形態である」として、高齢者を支持する制度として肯定的エイジズムの例に挙げています。なお、アメリカでは貧困者を対象とする国民医療保険制度（メディケイド）がありますが、医療や長期ケア（介護）に多額の支出をした結果、所得から医療支出を引いた額が生活保護水準の133％より低い場合は、「スペンドダウン」[9]の適用を受け、メディケイドの給付を受けられる「医療困窮者」の資格を得ます。

介護保険制度や老人保健制度では、同じように年齢での区切りがあっても、年齢差別、高齢者差別の批判はなく、社会の中に受け入れられてきました。高齢者の安心は、高齢者だけの安心ではありません。年齢を重ねてから切り捨てられたように感じる社会や、世代間の対立が煽られるような分断の構図があってはならないと考えます。新たな高齢者医療制度については、世代間の連帯を含む肯定的なエイジズムとして社会に理解される制度づくりが必要です。

3　被扶養者と障害認定者

後期高齢者医療制度の被保険者には、二つの特徴があります。一つは75歳の年齢で被保険者となること、もう一つは被扶養者がいないことです。

75歳の誕生日から一人ひとりが後期高齢者医療制度の被保険者になります。あくまで被保険者であって、被扶養者はいません。前身の老人保健制度では、国保や被用者保険に加入したまま給付を行っていたため、被保険者と被扶養者がいました。

今日、被保険者と被扶養者の間に過去にあったような保険給付の面における差異は基本的にありませんが、負担の面において被保険者は保険料を支払い、被扶養者は保険料を支払わないという差異があります。

被扶養者は三親等以内の親族で、被保険者の収入で暮らしが成り立っていれば、同居していなくてもなれます。60歳以上であれば年収１８０万円未満、60歳未満であれば年収１３０万円未満が基準となります。しかし、後期高齢者医療制度では被扶養者の概念がないため、これまで被扶養者だった人は被保険者に変わり、年収が１８０万円未満であっても保険料を支払うことになりました。

そこで、高齢者医療確保法に基づき、後期高齢者医療制度に移る前日まで被扶養者だった人に対し、2年間（24カ月間）は保険料の所得割額を無料とし、均等割額を半額とする制度が設けられています。

さらに、２００８年度の制度開始前に、福田首相（当時）が被扶養者だった方の保険料の軽減を決定し、半額の均等割額を９割軽減することにしました。それでも、間違いなく無料から有料となり、強制的に被保険者とされた上で、保険料を支払わされることになったことに変わりはなく、反発を招く一因となったのも事実です。また、年齢差別といわれる理由の一つでもあります。

新たな高齢者制度を創設する際には、年収１８０万円未満の人の保険料が無料になるような制度設計を行うべきであると考えます。そうでなければ、被用者保険の被扶養者と負担の公平が確保できず、さらに万が一、加入する医療保険制度が強制的に変わるような仕組みになった場合は、強制的な異動がデメリットでしかなくなってしまうからです。

あるいは逆に、どの医療保険制度に加入していても、被扶養者にかかわらず個人単位で保険料を賦課して、負担の公平を図るという方向性の改革もあります。東京大学の上野千鶴子教授は、著書（辻本清美共著）『世代間連帯』の中で、被扶養者になれるのは、稼得能力のある配偶者か子どもがいる人だけであり、自分で保険料を負担しなければいけない「おひとりさま」の高齢者との間に不公平があるとして、「65歳以上、年金受給年齢から、すべての被保険者を被扶養者から外すというふうに制度改革をすれば良かったのに。自分の年金があるなら、誰の扶養家族にもならないのが原則」とし、基本的に「個人単位で制度の一貫性を求めれば良い」と述べています。

後期高齢者医療制度の被保険者については、もう一つの特徴があります。それは、制度開始以降、一貫して障害認定者の人数が減少していることです。

多くの障害認定者は、制度の開始前に後期高齢者医療制度への撤回手続きを行い、保険料の安い国保または被用者保険への加入を選択しました。2008年3月時点で老人保健制度を利用していた63万人の障害認定者は、2008年4月の時点で53万人となり、10万人が減っています。2009年10月には、さらに5万人が減少し、48万人となっています。

障害認定者が減少する理由については、75歳の誕生日を迎えて障害認定者から後期高齢者の被保険者に変わることも一因ですが、国保や被用者保険の加入を続けて、後期高齢者医療制度に移ることを希望しない人が多いことが要因になっています。障害認定の制度にはメリットがなく廃止していいと考えます。

4　問題の背景にあるもの

後期高齢者医療制度が指摘された問題の背景には、①制度開始時の社会状況、②制度内容の周知不足、③制度間の不整合、④保険原理との不一致等の問題が複合的に絡み合っていると考えます。

宙に浮いた年金記録問題を背景に「なんで年金問題が片付かないのに天引きするのか」という多くの声がありました。また、「保険料が高い」という声も多く受けましたが、市町村国保の保険料と計算方法が違うため、保険料の高くなる人が多くなる地域がありました。

「保険料の年金天引きは実質的に増税だ」という声も多く聞かれました。保険料を支払った人は、所得税等の税金を計算する際、社会保険料として控除することができます。後期高齢者の場合、子が親の代わりに保険料を支払うことで控除を受けていたため、親の年金から天引きされたことで、控除を受けられなくなったというものです。控除額が下がれば税額は上がります。一方、親の方は年金収入だけの場合が多く、社会保険料控除を受けなくても、所得が低く課税されないケースとなっています。逆に消えた年金が見つかり、保険料も一部負担金の割合も上がるケースがありました。本来は国の不備が補正されたための支給であり、保険料も一部負担金の割合も上がらないような配慮が必要であったと考えます。

また、国から地方への税源移譲として、２００７年の税制改正により、所得税が減額となり、住民税の税率が一律10％となったことで低所得者に対する住民税の負担増と重なり、保険料により低所得者への負担の追い打ちをかけるかたちになりました。所得税と住民税の配分が変わっただけですが、住民税のフラット化も高所得者を優遇するものとして、問題視されています。

さらに、後期高齢者医療制度の保険料は一人ひとりの所得に応じて賦課されるため、世帯の所得が同一であっても、一人ひとりの所得が違えば、世帯としての保険料は異なります。たとえば、夫婦２人が被保険者の世帯で、２人の収入合計額が年金収入で４００万円の場合、夫３００万円・妻１００万円のケースと、夫２００万円・妻２００万円のケースでは、前者の保険料の方が高くなります。こうした問題は、世帯単位で保険料を賦課する市町村国保には生じません。後期高齢者医療制度では世帯単位でみると公平な保険料の負担になっていないのです。

後期高齢者医療制度の最高限度額は、市町村国保との整合性を図り、高所得層の４％が該当するよう計算されていますが、保険料の最高限度額50万円が被保険者一人ひとりにかかり、夫婦2人世帯で合計100万円になった世帯や老親を扶養する後期高齢者夫婦の3人家族で合計150万円になった世帯があります。

市町村国保でも限度額を見直し、2010年度から世帯で63万円（介護分を含めると73万円）となり、協会けんぽは世帯で82万円となっていますが、実質的に世帯の保険料が100万円や150万円となる後期高齢者医療制度の限度額がもっとも高く、制度間の不整合があります。[10]

一方で、保険料の軽減判定には一人ひとりの所得ではなく、世帯主の所得も含めて計算するため、世帯を分離する家庭もありました。同時に、現役世代が支払う支援金を特定保険料と表示するため、世代間を分離しているともいわれました。

個人単位と世帯単位の組み合わせは、自助、共助、公助、あるいは補完性の原理として説明されています。自分でできることは自分で行うのが自助、家庭や社会が補完するのが共助、国が補完するのが公助です。すなわち、妻の年収がなくても、夫の年収が高ければ妻の保険料は軽減しないという考え方です。しかし、市町村国保や被用者保険との整合性がなく複雑なため、説明しても理解されません。保険料の賦課が個人単位であれば軽減判定も個人単位とし、65歳以上の年金受給者については、すべて個人単位で統一するのが公平でシンプルな仕組みであったと考えます。

給付においても制度間の不整合がありました。1カ月内の医療費の自己負担額が高額になったとき、基準額を超えた分が償還される高額療養費制度があります。この高額療養費制度についても、たとえば世帯内で加入する保険制度が後期高齢者医療制度と市町村国保に分かれた場合、世帯内の自己負担額を合算することができなくなり、実質的に負担が増える状況が生じました。

また、これまで市町村国保に課題として向けられていた声と同じ声が、後期高齢者医療制度にも聞かれることになりました。

たとえば、開始当初に生じた保険証の未着問題は、市町村国保でも毎年起こる問題です。むしろ転居等の少ない後期高齢者の方が、市町村国保よりも未着が少なかった自治体は多いのです。

また、老人保健制度までは、老人保健制度の対象者に市町村国保の保険料に滞納があっても、保険証に代えて資格証明書は発行しないことになっていました。そもそも資格証明書は、老人保健制度改革における老人医療費の公平な負担という理念を踏まえ、市町村国保の被保険者間の負担の公平を図る観点から、特別な事情がないにもかかわらず保険料を滞納している被保険者に対し、交付されることになったものです。１９８６年12月の老人保健法等の一部を改正する法律により、国民健康保険法が改正され、市町村国保から立法の要望が強かった保険料の滞納者に対する措置として講じられました。２０００年度の介護保険法の導入を機に、保険料の悪質な滞納等があった場合には資格証明書の発行が義務付けられましたが、以来、憲法25条に反するといわれ続けています。こうした同じ意見が後期高齢者医療制度にも、そのまま向けられたのです。

そもそも、医療制度改革の目的には、所得の伸びを超えて医療費が伸びることに対処し、いかに医療費の伸びと所得の伸びを適正化するかという問題がありました。しかし、後期高齢者の多くは年金生活者であり、所得が伸びない一方で、医療費は著しく伸びる傾向があります。それは、リスクの高い高齢者だけで医療制度を形成したのは間違っているという意見にも結びついています。

全体を通していえることは、年金や医療、税制等、関係ある制度が束となって複雑に絡み合っているため、制度全体の整合性を図らなければ、改革の効果は上がらないということです。

【注】

(1) 旭川市介護保険条例事件旭川地裁判決(2002年5月24日)、同控訴審札幌高裁判決(2002年11月28日)、堺市介護保険条例事件大阪地裁判決(2005年6月28日)、同控訴審大阪高裁判決(2006年5月11日)、泉大津市介護保険条例事件大阪地裁判決(2005年6月28日)、同控訴審大阪高裁判決(2006年7月20日)、国家賠償請求訴訟(2006年3月28日)。

(2) 「憲法14条 1、すべて国民は、法の下に平等であって、人種、信条、性別、社会的身分又は門地により、政治的、経済的又は社会的関係において、差別されない。」——法の下の平等のほか、貴族制度の禁止、栄典について規定しています。

(3) 「憲法25条 1、すべて国民は、健康で文化的な最低限度の生活を営む権利を有する。2、国は、すべての生活部面について、社会福祉、社会保障及び公衆衛生の向上及び増進に努めなければならない。」——社会権の一つである生存権と国の社会的使命について規定しています。

(4) 合憲の論拠は、①保険料徴収の利便性、②介護保険の第1号被保険者の保険料は高齢者の日常生活の基礎的な経費に相当、③一定額を下回る老齢年金給付が特別徴収の対象から除外、④特別徴収の対象は公租公課の禁止規定の趣旨に配慮して老齢基礎年金及びこれに相当する年金を対象、というものです。

（５）　たとえば、恵泉女学園大学の木村利人学長は、長期にわたりリビング・ウィルの定着に向けた教育や法制化の必要性を提起しています。
（６）『平成19年簡易生命表』、平均寿命男性79・19年、女性85・99年（厚生労働省）。
（７）『人口推計月報』（２０１０年１月１日〈概算値〉）、総人口１億２７４７万人、０歳～14歳の若年者人口１６９８万人（13・３％）、15歳～64歳の生産年齢（現役者）人口８１４０万人（63・９％）、65歳以上の高齢者人口２９１２万人（22・８％）〈75歳以上人口１３８１万人（10・８％）〉（総務省）。
（８）　第20回社会保障審議会医療保険部会資料、「医学的観点から見た後期高齢者と前期高齢者の違いについて」、２００５年９月21日、東京大学大学院医学系研究科、大内尉義教授。
（９）　Spend-down：医療や介護支出などで所得や資産が貧困水準以下に落ち込むことをいいます。スペンドダウンの適用は州によって異なります。野口悠紀雄・デービッド・ワイズ編著『高齢化の日米比較』（日本経済新聞社）、アラン・M・ガーバー「第７章　90年代のアメリカの高齢者医療の財源」。
（10）　２０１０年度からの最高限度額です。２００９年度までは、４万円低い59万円でしたが、協会けんぽ並み（82万円）への引き上げとして、基礎賦課分（医療分）３万円（47万円→50万円）、後期高齢者支援金分１万円（12万円→13万円）が引き上げられました。厚生労働省によると賦課限度額に達している世帯割合は、２００８年度3・2％（２０３７万世帯のうち66万世帯）でしたが、63万円としたことで2・7％（56万世帯）に低下するとしています。

第4節　現行制度の改善

1　保険料の軽減対策

後期高齢者医療制度は、２００８年度の開始直後から矢継ぎ早に制度の改善と対策を重ねてきています。すでに、制度の廃止は決まりましたが、新制度へ移行する２０１３年3月まで、現行の制度を維持・改善しながら、継続していくことになります。特に、保険料は負担を軽減するため、これまで講じてきた多くの対策を継続することにしています。

後期高齢者医療制度の保険料は、均等割額と所得割額で構成されていますが、均等割額には低所得者に対し、所得に応じて7割軽減（3割負担）、5割軽減（5割負担）、2割軽減（8割負担）の3段階の軽減があります。

また、被用者保険から異動した被扶養者に対しては、資格を得た最初の月から2年間（24カ月間）は所得割額が賦課されず、均等割額が半額と定められています。ただし、所得の低い人は、低所得者に対する軽減の方が適用され、より有利な軽減となります。

保険料の軽減対策は、制度が開始される前に決まりました。２００７年７月の参議院選挙の結果を受けて、９月に安倍晋三首相（当時）が辞任しました。その後の総裁選において福田首相（当時）が公約に掲げていたのが、被扶養者に対する保険料（均等割額）を上半期は徴収を凍結し、下半期は９割軽減することとです。東京都では、均等割額３万７８００円のうち半額が免除され、１万８９００円が９割軽減されて１割負担の１８９０円となりました。

また、２００８年度が始まり、２回目の保険料の年金天引きが始まる６月15日を前に追加の軽減対策を講じました。ちょうど前年の所得を把握し、保険料の計算を行う時期と重なっており、速やかに軽減対策を決めて、保険料の計算に反映する必要もありました。追加した軽減対策の内容は二つあります。

一つは、低所得者の保険料均等割額を７割軽減から８・５割軽減に拡大することです。８・５割軽減とした理由は、７割軽減の人が支払う保険料３割分のうち、すでに前半で１・５割分を支払っていただく準備が整っていたため、残り後半の１・５割分を無料とする意味です。もし２割軽減や全額無料とすれば、すでに納めていただいた保険料を返還することになり、返還にかかる事務手続きや経費、あるいは、いつまでも返還できなくなるケースも想定され、新たな問題が生じることを避けました。

もう一つは、所得割額にも新規に軽減を導入したことです。高齢者医療確保法では、均等割額にしか軽減がありませんでした。そこで、所得割額にも独自の軽減を導入していた東京都方式を全国に広げ、保険料を計算する所得額58万円（年金のみの収入の場合、収入２１１万円）までの人を対象に、所得割額を一律50％軽減することにしました。

所得割額の軽減は、均等割額の軽減と判定方法が異なります。均等割額の判定は、世帯主の所得も考慮して適用しますが、所得割額の判定は、個人の所得のみで適用を決定します。保険料は個人の所得を単位として賦課するため、分かりやすくシンプルな方法です。東京都広域連合では都内市区町村の協力を得て公費を投入し、独自の制度として軽減していましたが、国が全国に展開したことで国費に振り替えるかたちになりました。

国が保険料の軽減を拡大したことで、市区町村にも影響を与えています。石川県能美市では、均等割額の7割軽減に1・5割分が上乗せされたことに合わせて、5割軽減を6・5割軽減に、2割軽減を3・5割軽減にそれぞれ拡大しました。石川県金沢市では、均等割額5割軽減を6割軽減に、2割軽減を3割軽減に、それぞれ拡大しています。

さらに、2009年度は一部を改善して、保険料の軽減対策を継続しました。

均等割額の軽減については、9割軽減（1割負担）、8・5割軽減（1・5割負担）、5割軽減（5割負担）、2割軽減（8割負担）の4段階で実施し、所得割額の軽減については、2008年度と同じ基準で、一律50％の軽減を継続しました。同様に、被扶養者の均等割額についても9割軽減（1割負担）とする対策も継続しています。ただし、前年度と異なり、半額の9割軽減ではありません（東京都の場合3万7800円のため、2008年度は半額の1割負担で1890円、2009年度は1割負担で3780円）。

これらの軽減した分については、国から2年間で約1440億円[1]の公費[2]が投入され、補てんされています。また、地方負担で均等割額を軽減する分に対し、2年間で820億円を財政措置しているため、

■図表2-4-1　年金収入でみた軽減イメージ（夫婦世帯の例〔妻の年金収入80万円以下の場合〕）

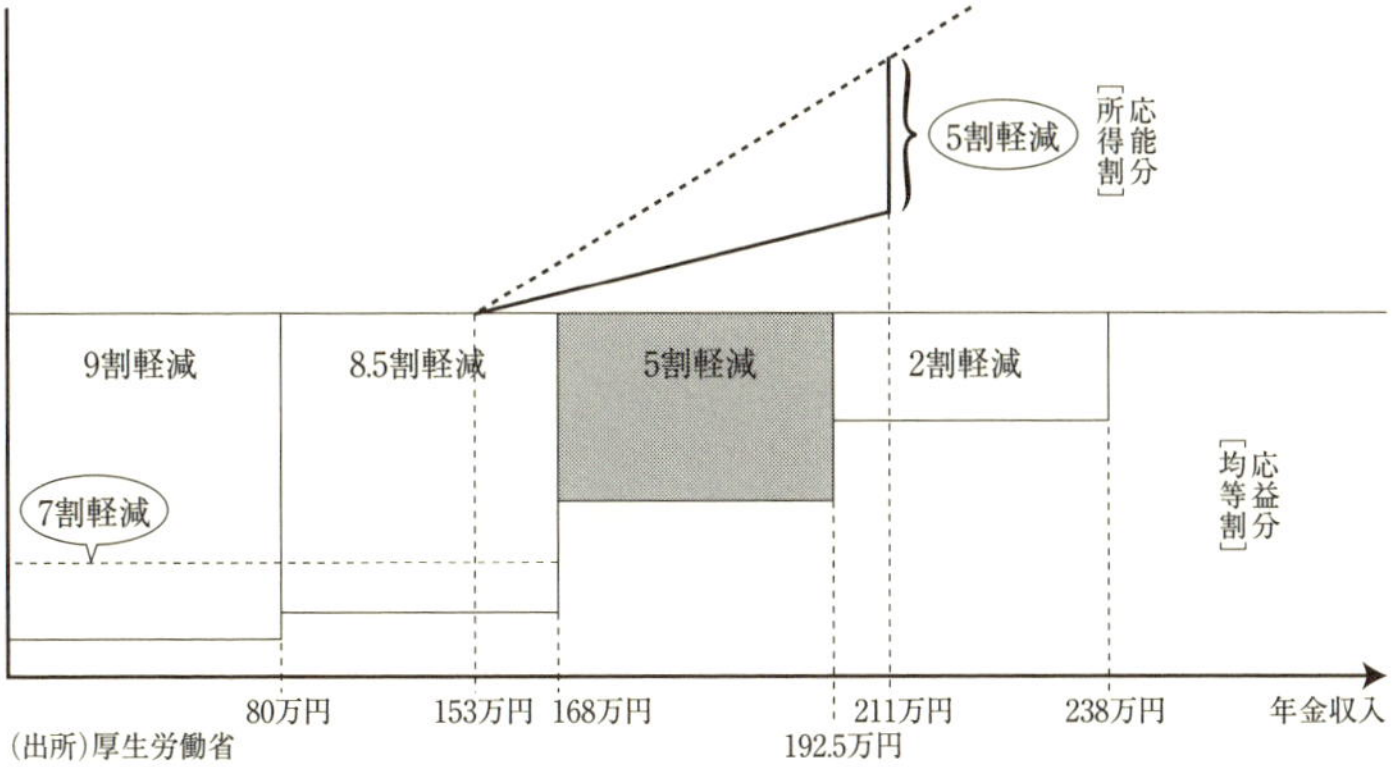

（出所）厚生労働省

合わせて２２６０億円の国庫負担になります。

　こうした保険料の軽減措置は、後期高齢者医療制度が廃止されるまでの間、継続されます。

　低所得者に対して均等割額を４段階に分けて、９割軽減、８・５割軽減、５割軽減、２割軽減とし、所得割額を一律５割軽減する措置の継続です（図表２－４－１）。二つの軽減措置を合わせた２０１０年度の財政規模は、５４３億円となります。

　また、被用者保険の被扶養者だった人は、法令により、２年間（24カ月間）に限って、所得割額が免除され、均等割額が５割軽減されることになっているため、法令を改正して、制度の廃止まで軽減期間を延長することにしました（図表２－４－２）。これに伴い、均等割額に４割の軽減を上乗せして９割軽減とする措置も継続することとし、２０１０年度の上乗せ分として２７４億円の予算が計上されています。また、上乗せ分を除く本体の軽減である５割分については、穴埋めとして市区町村と都道府県が、それぞれ25％と75％ずつ公費で負担することも延長されるため、国は地方財政措置として２４２億円の予算を計

■図表2-4-2　被扶養者に対する保険料軽減措置

	2008年 4月～9月	2008年10月 ～2009年3月	2009年4月～2010年3月	制度の廃止まで
所得割 （応能割）	0年	0円	0円継続	0円を維持
被保険者均等割 （応益割）	負担凍結	9割軽減 1割負担	9割軽減（1割負担）を継続	9割軽減（1割負担）を維持

上しています。

２０１０年度は、全体で国の公費が１０４０億円投入されるため、３年間で３３００億円の投入となります。こうした対策に対し、過度な軽減であるという意見も出ています。

2　さらなる保険料の上昇抑制策

高齢者医療確保法第１０４条第３項では、保険料率は「概ね2年を通じ財政の均衡を保つことができるものでなければならない」と規定されているため、２０１０年度に初めて保険料の改定が行われました。

保険料の改定に当たり、なんらの上昇抑制策も講じなければ、２００９年９月までの診療ベースで保険料は14・2％増加することが見込まれていましたが、２０１０年度の保険料改定は、全国平均で2・１％台の上昇にとどまりました。２００９年度の平均保険料は２００８年度から5％減少していたため、２・１％台の上昇であれば２００８年度より低い水準にとどまります。この背景に保険料の上昇抑制策があります。

２００９年10月、厚生労働省は具体的な保険料の上昇抑制策として、各広域連合に対し、次の三つの方策を示しました。

①第１期における保険料の剰余金を活用して保険料の上昇を抑制する、②それでも上昇抑制効果が限られる場合は、財政安定化基金を取り崩して保険料の財源に充て、保険料の上昇を抑制する、③保険料が５％以上上昇すると見込まれる場合は、財政安定化基金を積み増しして保険料の上昇を抑制する、というものです。

財政安定化基金とは、医療給付を安定して行うための積立金です。高齢者医療確保法に基づき、広域連合、都道府県、国が３分の１ずつ分担して拠出し積み立てています。広域連合が拠出する原資は保険料となります。③

財政安定化基金は、本来、インフルエンザの流行等により医療給付費が急増したような場合や、保険料の収納率が著しく低下し広域連合が財政不足に陥った場合等に、都道府県が交付・貸し付けを行うために設置しているものですが、厚生労働省は、制度の廃止が決まった以上、多額の積立金は必要ないと判断し、保険料の増加を抑制するために活用することを決めたのです。

財政安定化基金については保険料の上昇を抑制するために活用できる規定はなく、過去にも例はありません。財政安定化基金を保険料の上昇抑制策として活用するためには関係法令の改正が必要となります。そこで、厚生労働省は、２０１０年１月18日に開会した第１７４通常国会に、医療保険制度の安定的運営を図るための国民健康保険法等の一部を改正する法律案を提出しました。

保険料の上昇を抑制するために財政安定化基金を活用できるようにしますが、一方で、本来の目的である、いざというときのために残しておく必要もあり、すべてを取り崩すことはできません。そこで、保険料の賦課総額の３％分を積立額として残しています。３％とした根拠は、過去の事例で給付の実績と保険料の賦課総額がもっともかい離したときの率が2・7％だったことや、今後の医療給付費の伸び率等を勘案して設定したものです。

これに対し、感染症が世界的に流行するパンデミック等が生じたことを想定して、いざというときに困ったらどうするか、という意見もありました。感染症や災害時の給付増に対しては、特別調整交付金で措置される対象になっています。一方、それでも不足する場合は、年度の途中で保険料の改定も否定されるものではありません。高齢者医療確保法第１０４条第３項で、「概ね２年」と規定しているのは、年度途中での改定も可能にできるよう法律で考慮されているためです。

財政安定化基金を上積みするための原資は保険料になりますが、保険料を基金に上積みすることで国や都道府県も同額の公費を拠出することになります。いわば、保険料による上積みを見せ玉として、国や都道府県から公費を引き出し、保険料で負担した額の2倍の公費が拠出金として得られるため、それを保険料の財源に充てて保険料を引き下げることができるのです。

しかし、財政安定化基金は、高齢者医療確保法により、都道府県が条例で設置しているため、こうした異例ともいえる活用を行うためには、法令改正のほか、都道府県による条例改正と都道府県が拠出金を積み増すための予算の確保が必要になります。

都道府県の中には、保険料の軽減を目的として財政負担を追加することや、国の法令改正が整う前に条例改正を行うこと等に難色を示した団体もあり、財政安定化基金を活用するためには、都道府県の柔軟な判断と対応が求められました。

それに対し、厚生労働省は、改正条例の施行期日を改正法の施行期日（2010年4月1日）に合わせることにより改正法の公布前に条例改正を行った事例があることを示すとともに、最低限、広域連合が保険料の条例改正を行うに際し、都道府県知事との法定協議(4)に当たっては、条件付きであっても同意するよう配慮を求めました。こうした対応がなければ、年度の途中で保険料の変更が生じ、被保険者に対し極めて大きな混乱を招くことになります。

最終的に、都道府県の協力を得て、31団体が財政安定化基金を活用して保険料の上昇を抑制し、保険料が5％以上上昇する見込みのあった東京都を含む4団体が財政安定化基金を上積みした上で、保険料の上昇抑制を図っています。

3　資格証明書の交付中止

老人保健制度では保険料の滞納があっても保険証を返してもらい、代わりに有効期間が短い短期被保険者証（以下、短期証）や、保険医療機関等の窓口でいったん医療費の全額を支払う資格証明書を交付する対象からは除かれていました。

後期高齢者医療制度では、保険料の滞納があれば、短期証や資格証明書の交付を行うことになったた

め、滞納のペナルティが厳しくなったという声が上がりました

２００９年4月、厚生労働省は、資格証明書を交付する規定について、高齢者から必要な医療を受ける機会を奪いかねないと判断し、保険料の負担軽減措置を受けている低所得者や、病気やけがで受診中の人を対象外とすることを決めました。

後期高齢者医療制度の被保険者約１３００万人のうち、保険料負担の軽減対象者数は約６００万人（46％）のため、約半数の人が資格証明書の交付対象外となります。また5月には、災害・病気・事業の休廃止、失業等により保険料を納付することができないと認められる場合や、診療中または診療等を受ける予定のある人で仮に資格証明書を交付した場合に医療費の全額を一時的に負担することが困難と認められる場合は、資格証明書を交付しないことにしました。それ以外の人についても、機械的な適用を避け、滞納が続く人には分割納付や短期証の発行等、初期段階からのきめ細やかな収納対策を講じることにより、資格証明書の交付に至らないように努めることとしました。

資格証明書の交付は、支払能力のある悪質な滞納者に交付を限定することとしていますが、その交付基準については、①相当の収入の捉え方と、②悪質な滞納とは何か、が論点として議論されてきました。

相当な収入の基準については、①現役並み所得ではない、②均等割軽減対象世帯ではない、③所得割軽減対象者ではない、④被扶養者軽減対象者ではない、⑤市区町村民税世帯非課税ではない、⑥広域連合条例による減免者ではない、という6案が示されましたが、全国的には統一した基準づくりに賛否両論があり、現時点で相当な収入のある所得者と判定する明確な所得水準は示されていません。

２００９年10月、厚生労働省は資格証明書の取り扱いは必要な医療を受ける機会を奪いかねないとする新政権の方針の下、資格証明書を発行する措置は原則中止し、保険料の納付に対し十分な収入等があるにもかかわらず、保険料を納付しない場合であって、資格証明書を交付しても必要な医療を受ける機会が損なわれない悪質な事例に限ることとしました。

あわせて、広域連合は資格証明書を交付する前に、厚生労働省に対象事例を報告し、厚生労働省が資格証明書の交付が不適切と判断した場合は、広域連合に対し交付の中止を要請するとともに、資格証明書を交付した場合はその事例を公表することも加わっています。

これまでのところ資格証明書を交付した実績はありませんが、短期証は２００９年11月時点で広域連合の40団体が交付しています。交付の基準は統一的ではなく、地域の実情に応じて運用されています。

２００９年11月16日の報道によると、北海道の広域連合では、被保険者数62万人のうち２９９６人が滞納し、滞納額が１億３９８３万円あると公表されています。北海道内の平均滞納率は１・１％（全国平均1・２％）ですが、市区町村の中には滞納率17・７％の自治体があるとされています。滞納者の内訳状況をみると、滞納者は生活困窮者より高所得者の方が多く、その対処として、北海道では滞納が１年以上続く悪質滞納者７５６人から保険証を回収して短期証を交付し、保険料の納付を求めています。

短期証の交付は、保険料の納付相談の機会を増やす趣旨から窓口での交付を原則としていますが、やむを得ず郵送する場合もあります。また、納付相談の機会を確保するため、短期証の更新期間は６カ月や３カ月が多く、また１カ月と組み合わせて運用している場合も多くあります。

高所得者が滞納してしまう原因は、保険料額が高く、天引きの対象となる年金の支給額の2分の1を超えてしまい、年金天引きの対象から除かれることです。

年金天引きではない場合、口座振替や金融機関の窓口等で支払うことになりますが、支払いを忘れて滞納に至ってしまう場合や、後期高齢者医療制度に反対する意思表示として滞納するというケースも数多くあります。しかし、保険料の滞納分は、次年度以降の保険料に上乗せされるため、支払える人が支払わずに、真面目に支払っている人が負担を肩代わりするのは、負担の公平性を損なうことになりかねません。

4　後期高齢者に対する診療報酬の廃止

2008年度から後期高齢者医療制度の開始に合わせて、後期高齢者医療制度の被保険者に適用する17の診療報酬項目が始まり、後期高齢者医療制度の被保険者であれば65歳以上の障害認定者も適用となっていました。

しかし、後期高齢者医療制度の被保険者のみを対象とした終末期相談支援料は、2008年7月から凍結し、強制退院の仕組みといわれた特定入院基本料は、2008年10月から診療報酬の減額を猶予する対策が講じられていました。そして、2010年度から制度に先行して、75歳以上という年齢に着目した後期高齢者医療制度に関する診療報酬は廃止されています。いったん廃止した上で、今後も議論を続けるべきとされました。

私は、今後の特に重要な論点として、①終末期医療の在り方、②かかりつけ医と医療連携、③入院医療と社会的入院の解消、の三つが挙げられると考えています。

終末期関係の診療項目としては、後期高齢者終末期相談支援料や終末期相談支援加算がありましたが、終末期医療については、後期高齢者に限らず、全年齢で重要な論点となります。

終末期相談支援料は、終末期に二つの書類を作成した場合の報酬（患者1人につき200点＝2000円）で、作成する二つの書類は、「終末期の判断書類」と「終末期医療における希望事項（リビング・ウィル）」[5]です。これらは、患者、家族らと十分に話し合って作成され、その内容は主に延命治療の希望の有無、終末期の診療方針となります。

全国保険医団体連合会事務局の寺尾正之次長は著書『後期高齢者医療がよくわかる』で「意識がはっきりしているうちに自分の死に方を決めておく時代になった。終末期医療の方法を自分で選択する時代になった」と述べています。延命治療の中止が訴訟となり、医師が有罪判決を受ける場合もある昨今、終末期における医療過剰と医療抑制という両面の問題に直面する中で、患者自身の意思表示が重要な時代になっています。一方で、認知症等により的確に自分の意思を伝えられるのか懸念されています。

だれもが死を迎える以上、終末期医療については、生命にかかわる哲学的な意味も含めて、医療の在り方が議論されてきているものです。しかし一方で、だれもが死を迎える以上は、後期高齢者だけに限って終末期相談支援料を創設するべきものではありません。

しかし、2010年度の改定では、診療報酬を評価することについて、国民的合意が得られていないとして廃止されています。

また、後期高齢者診療は、慢性疾患を主病に持つ後期高齢者が担当医を定め、一つの医療機関で全人的に継続的な医学管理を行う必要から創設されたものです。この診療項目のうち、医学管理、検査、画像診断、処置の4項目が包括診療項目とされ、1カ月600点（6000円）となっていました。この診療は、かかりつけ医の問題と包括診療の二つの点で誤解を受けましたが、いずれも全年齢にかかわる課題です。(6)

そこで2010年度から心身全体の管理を行う担当医の評価は高齢者に限って行われるべきではないとして、基本点数と機能が重複している生活習慣病管理料を全年齢に広げて適用し、後期高齢者診療料は廃止されました。

後期高齢者特定入院基本料は後期高齢者医療制度の被保険者に限り、入院の91日目から看護体制に関係なく、診療報酬が928点（9280円）に下がるものでした（図表2-4-3）。

一般病棟の入院基本料は、看護職員1人に対する患者数の看護体制で基本点数が異なります。たとえば、患者7人に対し常時1人の看護職員を配置した場合は、90日まで1日につき1555点（1万5550円）、2010年度から患者15人に対し常時1人の看護職員を配置した場合は1日934点（9340円）です。2008年度～2009年度は後期高齢者医療制度の被保険者に限り、患者対看護師の配置人数に限らず、91日目から一律928点（9280円）とされていました。

後期高齢者特定入院基本料は、老人保健法の特定入院基本料を継続したものですが、投薬、注射、健診等もすべて含んで包括化されたため、病院側は大幅な減収となり、退院を促す状況になりました。同時に、施設基準に適合して保険医療機関が退院支援部署を設けた場合の後期高齢者退院調整加算もでき、患者の同意を得て退院計画を立て、実際に退院した場合は1回100点（1000円）が加算されました。

退院加算との組み合わせにより、より一層退院を促すことになりました。

そのため後期高齢者特定入院基本料については、保険医療機関が「退院支援状況報告書」に退院する上での問題点等を記載し、社会保険事務所に毎月提出することで、診療報酬を減額しない措置が講じられてきました。

しかし、2010年度から廃止され、後期高齢者に限らず、全年齢層が対象とされています。

■図表2-4-3　一般病棟の入院基本料　（2010年度）

看護職員の配置	平均在院日数	基本点数	入院日数			
			14日まで	15～30日	31～90日	90日を超える
7対1	19日以内	1555点	2005点	1747点	1555点	928点 ※2010年度から後期高齢者に限らず全年齢層が対象
10対1	21日以内	1300点	1750点	1492点	1300点	
13対1	24日以内	1092点	1542点	1284点	1092点	
15対1	60日以内	934点	1384点	1126点	934点	

5　後期高齢者健診と人間ドック

2008年度から各種健診等は、次の五つに再編されました。

①40歳～74歳の人を対象に保険者による特定健診・特定保健指導（義務）
②75歳以上の人を対象とする広域連合による後期高齢者健診（任意）
③上記に該当しない人を対象に市区町村の衛生部門による健診（任意）

④がん検診等、特定の疾病を対象に市区町村の衛生部門による検診（任意）⑦
⑤65歳以上の人を対象とする介護保険者による介護予防のための生活機能評価（義務）
①と②は高齢者医療確保法、③と④は健康増進法、⑤は介護保険法に規定されています。
各種健診等の再編により、特定健診は、40歳～74歳の人を対象に糖尿病等の生活習慣病の予防に着目し実施を保険者に義務付けましたが、75歳以上の後期高齢者については、生活習慣病の予防よりも生活の質（ＱＯＬ：Quality of Life）の確保と介護予防、生活習慣病の早期発見に重きを置く健診として、実施を法定義務、広域連合の任意とする規定に転換しました。

前身の老人保健制度では「保健（ヘルス）」の趣旨から、40歳以上の人を対象に基本健康診査の実施が自治体に義務付けられ、国及び都道府県が費用負担の３分の１ずつを補助することも義務付けられていました。

しかし、後期高齢者医療制度になり、74歳までの生活習慣病の「予防は義務」で、75歳からの生活習慣病の「早期発見は任意」であるため、「75歳以上には健診の必要がない」と受け止められることになりました。また、費用を全額保険料で負担することになり、後期高齢者の負担を増やすことにもなっています。

そこで、厚生労働省は２００８年度の当初から、生活習慣病の早期発見を目的に掲げ、後期高齢者健診を推進する対策と、２００８年度予算で健診費用の３分の１を補助する財政措置を行い、保険料負担の軽減を図る対策を講じました。

こうした対策にもかかわらず、2008年度は全広域連合で後期高齢者健診を実施したものの、2007年度の受診率を下回る結果となっています。全国平均の受診率は2007年度26%だったところが、2008年度21%となり5%落ち込みました。ただし、前身の老人保健制度では4月1日を母数の基準日として受診率を算出していましたが、後期高齢者健診の受診率は広域連合ごとに基準日が異なるため、統一した基準で算出されていないという問題があります。2008年度の健診受診率が下回った原因については、制度開始初年度であり、保険医療機関等との契約が遅れたことや、住民への周知不足等が挙げられています。

後期高齢者健診の受診率を高めるため、2009年10月26日、厚生労働省は「健康診査受診率向上計画の策定について」と題する通知を全国の広域連合に発出し、2009年度の健診受診率の向上を促した結果、最終的に24%まで回復しました。

また、2008年度から国は健診費用の補助を行っていますが、2008年度都道府県が健診費用を補助したのは11団体にとどまり、健診費用を保険料で賄う地域とそうでない地域が混在することになりました。こうした状況を踏まえ、国は2010年度の健診受診率を27%と見込んだ上で、国が補助する健診費用の3分の1として45億円を予算計上するとともに、同額を地方財政措置の予算として計上し、都道府県の補助を支援する体制を整えています。

老人保健法の基本健診では70歳以上の自己負担は無料でしたが、後期高齢者健診では広域連合ごとに判断し、受益者負担を導入しています。東京都では一律500円としましたが、市区町村の判断で公費を投入し、個別に無料としている自治体があります。自己負担についても地域ごとに格差が出ています。

さらに、新政権においても、後期高齢者健診の受診率を高めるため、健康診査を義務化する方向で考えており、今後、新たな高齢者医療制度の議論の一環として、都道府県による財政負担の導入や地方財政措置の検討が予定されています。

また、後期高齢者医療制度の開始に伴い、市区町村の8割が人間ドックの費用助成を打ち切りました。人間ドックは、2007年度723団体が実施していましたが、2008年5月時点で141団体にまで減少しています。これに対し、厚生労働省は2008年7月から「長寿健康増進事業」を新設し、人間ドックを特別調整交付金の対象に加えたことで、234団体（2008年度末時点）まで増えてきています。

こうした状況から、2009年10月、厚生労働省は、引き続き長寿健康増進事業の交付対象事業として人間ドック費用を全額助成すること、途中で打ち切ることなく継続して助成する意向があることを示し、事業の再開を促しました。その結果、人間ドックの費用を助成している自治体数は、2010年2月時点で373市区町村（特別調整交付金を活用している団体は276市区町村）まで増えています。

人間ドックの費用助成を行っている自治体では、後期高齢者健診との併用を認めて、受診を推進している団体もあります。

６　高齢者医療制度の改善に向けて

２００８年度は、後期高齢者医療制度の円滑な運営に向けて、矢継ぎ早の対策を行う一方で、有識者による「高齢者医療制度検討会（座長・塩川正十郎東洋大学総長）」と自民党・公明党による「与党プロジェクトチーム」が設置され、制度の改善について検討されました。

〈高齢者医療制度検討会のまとめ〉

高齢者医療制度検討会は、２００８年9月25日～２００９年3月17日の間に7回の会議が開かれ、「高齢者医療制度の見直しに関する議論の整理」がまとめられました。その中で、「制度に対する理解は一定程度進んできていることが伺えるものの、高齢者をはじめ、すべての世代の納得と共感がより得られるものとなるよう、必要な見直しを着実に進めていく必要がある」という基本的な考え方を示した上で、今後の国民的な議論に資するための論点が整理されました。整理された論点は次の六つです。

⑴　高齢者の尊厳への配慮について

・後期高齢者や終末期相談支援料という名称は高齢者の尊厳を損なうため、速やかに見直す。
・高齢者に適切な医療を確保する。
・高齢者への敬意を具体的に示す。

⑵　年齢で区分すること、制度の建て方について

・年齢で区分せず全年齢で財政調整を行ってはどうか。

・65歳で区分するのは、前期高齢者の財政調整を後期に拡大する方向と、後期高齢者の対象を65歳以上に拡大する方向がある。前者では若者と高齢者の間の費用負担が不明確になり、後者では多額の公費が必要になる。

・75歳以上でも被用者保険の本人は被用者保険に残す。被扶養者の取り扱い、市町村国保の自営業者等との均衡が問題となる。

・医療保険制度の一元化について、地域保険と被用者保険を一体で運営する。保険者間で所得形態、所得捕捉の状況、保険料算出方法に大きな差異があり、実現は困難である。

(3) 世代間の納得と共感が得られる財源のあり方について

・後期高齢者医療制度には公費が5割投入されている。前期高齢者医療制度には直接公費の投入はない。前期に直接公費を投入すると組合健保の方がより負担が軽減される。

(4) 運営主体について

・運営主体については、広域連合の保険者機能を強化すべきという意見と、都道府県を運営主体にすべきという意見がある。

・後期高齢者医療制度と市町村国保の二つの地域保険が併存することは好ましくなく、市町村国保の都道府県単位化を図り、都道府県または広域連合が後期高齢者医療制度と一体的に運営する。

・運営主体は、二次医療圏[8]単位で市区町村が共同で運営すべきという意見や、保険料徴収と医療給付の主体が一致していることが望ましく、市区町村を保険者とし、財政の共同化等によって運営の安定化を図るべきという意見がある。

(5) 保険料の算定方法、支払方法等について

・軽減措置等の仕組みについてわかりやすく丁寧に説明する。

(6) 医療サービスについて

・高齢者が安心して地域で暮らせるようさまざまな医療サービスを十分に提供する。
・75歳以上は保険者の努力義務とされている健康診査について、実施義務になる等の見直しを行う。

これらは国民的な議論に資することを目的として整理された論点です。高齢者医療制度検討会は論点を示した上で、より良い制度への改善に向けた幅広い議論が深められるよう、政府に対し、国民への十分な周知、高齢者の意見を聞く場の設置、すべての世代の納得と共感が得られるための一層の努力を求めています。

〈与党プロジェクトチームのまとめ〉

与党プロジェクトチームでは、2009年4月3日、高齢者の心情に配慮し、すべての世代の納得と共感が得られるよう制度を見直すとして、次のように見直しの基本方針を決めました。

単に制度を廃止し元に戻すことは、老人保健制度の問題点を解決できない。

単に戻せば現場が混乱し、保険料が下がった多くの方の負担が再び上がる。

本来の目的である高齢者の安定的な医療の確保ができない。

こうした考え方の下、制度を維持し、主に次のような改善を図ることとしました。

・後期高齢者や終末期医療の名称を変更する。
・75歳以上のサラリーマンも組合健保等の被用者保険に継続して加入できるようにする。
・年金収入が年間80万円を超え168万円以下の人の保険料を2009年度も引き続き8・5割軽減とする。
・75歳以上の低所得者の高額療養費の自己負担限度額を引き下げる。
・失業で被用者保険から国保に移行した人の保険料を軽減する。
・前期高齢者医療制度に公費を投入する。
・健康診査の義務化を通じて、受診率の向上を図る。

高齢者医療制度検討会が整理した論点や前政権の与党プロジェクトチームが提示した改善項目は、すでに実施されているものもあり、新政権に引き継がれているとみられ、第1ステップの制度設計に当たり、考慮されるものと考えられます。詳しくは、第4章以降で述べていきます。

【注】

（1）被扶養者の上乗せ分として、２００８年度３４０億円、２００９年度３６０億円、均等割額の上乗せ分として、２００８年度２００億円、２００９年度３６０億円、所得割額の軽減として、各年度90億円です。

（2）地方負担への財政措置は、２００８年度４００億円、２００９年度４２０億円です。

（3）東京都広域連合は独自の保険料の軽減対策として、市区町村が保険料に代えて公費で拠出金の負担分を賄っています。

（4）高齢者医療確保法第１３３条第2項により、保険料を定める条例の制定や変更を行おうとする場合は、都道府県知事に協議する義務があります。これに対し、地方分権改革推進委員会は、２００９年10月27日の「第3次勧告」において、義務付け規定の廃止を求めています。後期高齢者医療制度では、都道府県の関与については慎重な見直しを要するものとして、新たな制度の在り方の中で検討することとしています。一方、市町村国保にも同様の勧告が出ており、市町村国保では廃止の方向性を示しています。

（5）Living Will：リビング・ウィルについて、日本尊厳死協会では、尊厳をもって死を迎えるための書面と定義しています。

（6）対象となる慢性疾患は、結核、甲状腺障害、糖尿病、高脂血症、高血圧性疾患、不整脈、心不全、脳血管疾患、喘息、気管支拡張症、胃潰瘍、アルコール性慢性膵炎、認知症です。

（7）健康増進法第19条の2に基づく検診は、歯周疾患検診、骨粗鬆症検診、肝炎ウイルス検診、がん検診（胃がん、子宮がん、肺がん、乳がん、大腸がん）。

（8）一次医療圏は市区町村単位、三次医療圏は都道府県単位ですが、二次医療圏は複数の市区町村を一つの単位として、一般的な医療サービスを提供する圏域のことです。医療法に基づき、地理的条件等の自然的条件や日常生活の需要の充足状況、交通事情等の社会的条件を考慮して、一体の区域として病院における入院医療を提供する体制の確保を図ることが相当と認められる単位で設定されています。全国に３４８の区域がありますす（２００８年度）。

第３章

医療制度改革の見直し

第1節　医療費適正化計画の見直し

1　後期高齢者医療制度・関連法の廃止とは

２００６年の医療制度改革により、後期高齢者医療制度が創設されましたが、医療制度改革では、①医療費適正化計画の策定、②療養病床の再編成、③特定健診・特定保健指導による生活習慣病対策、④前期高齢者医療制度の創設、⑤都道府県別の保険者の再編・統合、⑥診療報酬の引き上げ、⑦高齢者の自己負担引き上げ等も行われ、全部で12法案が関連しています。

このうち①医療費適正化計画の策定、③特定健診・特定保健指導による生活習慣病対策、④前期高齢者医療制度の創設の三つは、後期高齢者医療制度と同じ高齢者医療確保法を根拠としています。

②療養病床の再編成については、医療型療養病床を老人保健施設等に転換する助成事業が高齢者医療確保法に規定され、都道府県知事が指定する介護型療養病床は全廃されるため、介護保険法から削除されます。

また、⑤都道府県別の保険者の再編・統合は、健康保険法により政管健保を廃止して都道府県単位の協会けんぽに再編、また、同一都道府県内における組合健保の合併を可能とする地域型健康保険組合の設置のほか、国民健康保険法による市町村国保の高額医療費に関する都道府県内での財政調整の仕組み等があります。

高齢者医療確保法を改正して、後期高齢者医療制度だけを廃止することはできますが、高齢者医療確保法そのものが廃止されることもあるため、法律が廃止されれば、①医療費適正化計画、②医療型療養病床転換助成事業、③特定健診・特定保健指導、④前期高齢者医療制度も同時に廃止となります。

それぞれの政策は始まったばかりで、これから中間的な評価を行うものがありますが、最終的な評価を待たずに廃止される可能性もあります。廃止により、どのような影響があるのでしょうか。時計の針を２００６年の医療制度改革まで戻して、廃止の是非や影響を検討する必要があります。

医療制度改革は２００２年の健康保険法の一部改正に附則がつき、医療保険制度の体系の在り方を見直すこと、新しい高齢者医療制度を創設すること、診療報酬体系の在り方を見直すこととされ、基本方針が策定されました。この医療制度改革の特徴について、目標としての「医療費の適正化」という軸と方向性としての「都道府県単位」という軸の、二つの軸から整理することができます。

厚生労働省で事務次官を務めた田園調布学園大学の辻哲夫教授は、著書『日本の医療制度改革がめざすもの』の中で「今回の医療制度改革は医療費の適正化から議論が始まっています」と述べています。また、「都道府県の区域を単位とし、医療費適正化計画と連動するという方向をめざすこととなりました」とも述べています。これらの取り組みを通して、国民皆保険を将来にわたり持続可能なものにするのが、医療制度改革の目的です。

なお、私は、医療費の適正化＝医療費の抑制とは思っていません。あくまで給付と負担の均衡が、医療費の適正化であると考えます。負担を上げずに適切な給付を維持するための努力を払うことでもあります。いいかえれば給付に見合った適切な負担をいただくことにもなります。そうした観点から将来の新たな医療保険制度を見据えて、２００６年の医療制度改革から始まった都道府県を単位として展開する医療費適正化のための各種政策について、それを廃止することの是非や影響等を考えていきたいと思います。

２　医療費適正化計画とは

医療費の適正化を推進するため、高齢者医療確保法により、国は全国医療費適正化計画を策定することが義務付けられています。また、都道府県も、国が計画で示した達成目標の下、都道府県ごとに医療費適正化計画を策定する義務があります。都道府県医療費適正化計画の策定に当たり、厚生労働大臣が医療費適正化基本方針を示します。医療費適正化計画の計画期間は5年を1期とし、第1期は２００８年度～２０１２年度です。計画の柱は、①国民の健康の保持の増進＝メタボリックシンドローム（内臓脂肪型症候群）該当者・予備軍の減少と、②医療の効率的な提供の推進＝平均在院日数の減少です。

計画目標の一つめは、２００８年度と比べ２０１５年度までにメタボリックシンドローム該当者・予備軍を25％減少させることです。減少のための具体的な施策が、生活習慣病予防としての特定健診・特定保健指導です。そのため、２０１２年度までに70％以上の人に特定健診を受診してもらい、健診の結果、必要と判断された対象者の45％以上の人が特定保健指導を受けること、特定保健指導が必要と判断された対象者の10％以上を減少させることを目標としています。

また、計画目標の二つめとして、平均在院日数については、２００６年と比べ、２０１５年までに全国平均の在院日数と最短在院日数の長野県との差を半分に短縮することを目標としています。２００６年の全国平均の在院日数は32・２日であり、最短の長野県は25日だったため、その差となる７・２日の半分、３・６日分の平均在院日数を減少するのが目標です。

まずは第１期の医療費適正化計画において、２０１２年までに平均在院日数の差を３分の１に短縮することを目標とし、２・４日短縮します。目標が達成されれば、２０１２年の平均在院日数は29・８日、２０１５年は28・６日となります。

平均在院日数の短縮に向けた具体的な施策は、療養病床の再編成、病院等の機能分化・連携、在宅医療、地域ケア体制整備の推進です。

都道府県医療費適正化計画は、厚生労働大臣が示す医療費適正化基本方針を参酌標準とし、都道府県ごとに生活習慣病の予防と平均在院日数の減少を進め、医療費の適正化を推進するものです。具体的に、健診受診率、特定保健指導実施率、療養病床の病床数、平均在院日数等の数値目標を掲げます。

高齢者医療確保法により医療費適正化計画は都道府県が策定している健康増進計画、医療計画、介護保険事業支援計画との調和を図ることとされており、都道府県ごとに医療費適正化計画を中心軸として、医療、保健、介護の連携体制の構築が期待されています。

医療計画により療養病床の適正配置や疾病別・事業別の医療機能の分化・連携等を進め、健康増進計画により特定健診・特定保健指導を推進し、介護保険事業支援計画により療養病床の再編成や介護サービス量の充実等、地域ケア体制整備の理念を実現していきます。地域ケア体制整備の理念とは、各都道府県が地域の特性に応じて、高齢期の生活を支える医療、介護、住まい等の将来的なニーズや社会資源の状況等に即し、療養病床の整備や居宅等における医療の確保、地域の医療提供者等の連携体制等、地域ケア体制の整備について構想するものです。

医療費適正化計画は策定から3年目（2010年度）を中間年として、進捗状況を評価します。また、計画終了年度の翌年度（2013年度）には、具体的な数字を挙げて達成状況を評価します。実績評価の結果、実情により都道府県ごとの診療報酬の特例が認められる場合があります。高齢者医療確保法では、都道府県知事に診療報酬に対する意見の提出権が認められました。医療費適正化計画の遂行に必要な場合、特例として全国一律の診療報酬に対し、地域別の診療報酬が定められるようになります。

3　医療費の抑制競争と都道府県

医療費適正化計画は生活習慣病の予防と療養病床の再編成を通じて、その名のとおり医療費の適正化を目標とする計画ですが、内実は医療費抑制計画となっています。

２００５年2月、経済財政諮問会議において民間議員から「経済規模に見合った社会保障に向けて」と題する資料が提出され、社会保障制度は給付の手厚さよりも持続性が大切だとして、持続性を持つために経済規模に見合った水準（名目ＧＤＰの伸び率）で、社会保障給付費の伸び率を管理する考え方が提案されました。「伸び率管理」や「医療費キャップ制」ともいわれます。

村上正泰氏は著書（吉岡充共著）『高齢者医療難民』の中で厚生労働省は「伸び率管理」の導入に反対し、「伸び率の管理に代わる医療費適正化手法」として、生活習慣病対策の推進と平均在院日数の短縮を二本柱に位置づけ、中長期的に医療費の伸びを抑制する手法として医療費適正化計画を対案として示したことを明らかにしています。医療費適正化計画は社会保障制度の持続性を保つため、伸び率管理の手法に代わって採られた医療費の伸びを抑制する方策なのです。

また、医療費は都道府県ごとの格差が大きくなっています。医療費の上昇は生活習慣病の増加と医療提供体制が相関していますが、病院等や医療従事者が多いところは、医療費も高くなる傾向があります。西日本は、病院のベッド数が対人口比で東日本より多く、医療費が高くなっています。

病院の開設は都道府県知事の許可であり、医療提供体制の整備は都道府県が担っています。加えて、介護型療養病床の指定も都道府県知事の権限であり、介護保険施設の整備や生活習慣病の予防等も、都道府県が策定する地方版としての医療計画や介護保険事業支援計画、健康増進計画に基づき推進しています。

自然と医療費の抑制を進める役割は、具体的な手段と権限を持つ都道府県が担うことになり、都道府県は医療費抑制競争の主体になりました。各都道府県が総合的な取り組みを行うことで、都道府県間の医療費格差を縮め、日本の医療費全体の伸びを抑えるのが医療費適正化計画の狙いです。しかし、医療費の抑制は、本来、副次的な効果にすぎません。

医療費適正化計画の具体的な施策である生活習慣病の予防は、主に健康増進計画で行います。また、医療計画で必要な病床数の算定や適正配置、医療体制の整備を行い、介護保険事業計画で受け皿となる介護保険施設の整備や療養病床の再編成を行います。

健康増進計画は主に人的なソフト事業、医療計画・介護保険事業計画は主に施設的なハード整備が中心となります。その計画目標は、健康増進計画では健康寿命の延伸、医療計画では保健医療体制の実現、介護保険事業計画では地域ケア体制の整備等をそれぞれ掲げており、医療費の抑制は結果としての副次的な効果に位置づけられます。副次的な効果の側面を総合的に推進する医療費適正化計画は極めて特殊な計画といえます。

医療費を抑制するため、医療費適正化計画が独自の手段として持つのが、都道府県別の診療報酬の設定です。現在、全国一律で1点＝10円なのが、1点＝9円や8円にすることや、1点＝11円や12円にすることを都道府県知事が意見として表明することができます。介護保険では地域別の介護報酬が実施されていますが、これまで診療報酬では考え方はあっても実施されてきませんでした。

都道府県別の医療費は、住民の住所地ごとに計算されるため、地域別の診療報酬とは病院の住所地で定めるのは考えにくく、住民ごとに診療報酬が異なる仕組みになると考えられます。住民について回るため、全国どこででも診療報酬の安い住民、高い住民と区別されることが懸念されます。

４　医療費適正化計画の廃止による影響

医療費適正化計画にはＰＤＣＡサイクル〔ＰＬＡＮ〔計画〕－ＤＯ〔実施〕－ＣＨＥＣＫ〔評価〕－ＡＣＴＩＯＮ〔改善〕〕が取り込まれ、計画策定後の実施、評価、改善、改定へと循環する仕組みになっています。医療費適正化計画の中間評価は、２０１０年度に初めて行われるため、まだ評価結果は出ていません。

では、医療費適正化計画を廃止したら、どうなるでしょうか。

一言でいえば、都道府県で医療費の抑制を競争する仕組みがなくなります。

では、医療費適正化計画を策定したことで、実際に、都道府県は医療費の抑制を競争している意識があるでしょうか。

あくまで医療費の抑制は副次的な効果であり、計画の廃止だけでは特定健診や特定保健指導、療養病床の再編成は廃止されないため、本来の各計画目標である健康寿命の延伸や地域ケア体制の整備が進められていくことを考えれば、高い意識を持つのは困難です。

また、医療費の抑制は医療給付の財源である保険料と公費負担の増加を抑制することにつながりますが、都道府県は保険者ではなく公費負担の範囲も限られているため、主体性に欠けることは否めず、保険者の後方支援者であることでモチベーションが働かないと考えます。

そもそも医療費の伸び率管理の対案として出された医療費適正化計画ですが、新政権では「医療費（ＧＤＰ比）の先進国（ＯＥＣＤ）並みの確保を目指す」と合意しており、名目ＧＤＰで医療費の伸びを管理することにも通じていくものとなります。

厚生労働省が伸び率管理の導入に反対した理由は、①経済の規模から社会保障の規模は一義的には導かれない、②医療給付、介護給付の性質上、一律の枠を設定してサービスを制限することは、限界を超えた利用者負担や国民の健康水準の低下を招きかねない、というものです。

しかし、もともと「伸び率管理」は、２００２年の医療制度改革において、厚生労働省が提案した経緯のあるもので、昨今の日本のＧＤＰが下がる経済状況下では医療費の伸び率をＧＤＰの伸びと関連させて管理する必要性もあると考えます。

さて実際に、平均在院日数の短縮や療養病床数の削減は、医療費の抑制に実効性があるでしょうか。

平均在院日数とは、年間在院患者延べ数を、年間の新入院患者数と年間の退院患者数の平均値で割って求めます。

平均在院日数＝年間在院患者延べ数／（年間新入院患者数＋年間退院患者数）÷２

『平成20年病院報告の概況』によると、介護型療養病床を除く全病床の平均在院日数は、２００６年

の32・2日から2008年の31・6日まで0・6日減少し、目標の29・8日まで残り1・8日の減少となっています。また、『平成20年患者調査』によると入院患者数は減少傾向にあります。しかし一方で、2008年度の医療費は34・1兆円となり、2006年度の医療費32・4兆円から5・2％も伸びているため、決して医療費の伸びが抑制されているとはいえません。

学習院大学の鈴木亘教授は著書『だまされないための年金・医療・介護入門』で、「仮に計画どおりの政策目標が達成されたからといって、実際に医療費が削減されるとは限りません」と述べていますが、その理由として、平均在院日数を短縮しても、入院患者の回転率を上げて費用の高い患者で医療費を稼いだり、外来で検査等を多く行い、医療費を高めたりするとしています。また、健診をはじめとした予防医療は、実施率が高まることで医療費を増加させる傾向があります。

こうした状況が実際にみられれば、平均在院日数を短縮しても医療費の抑制効果が期待できないため、医療費を抑制する究極の手段として、地域別に診療報酬の引き下げを行う方向に進んでいくことが見込まれます。

日本の医療保険はフリーアクセスを特徴の一つとしており、介護保険に比べて全国的な動きがあります。住民ごとに診療報酬の高い安いという区別は、医療格差、粗診粗療の懸念を生みます。なぜなら、後期高齢者特定入院基本料の導入により、退院が促進されるような事例が聞こえてきたからです。また、これまでの診療報酬の引き下げが医師不足や医療崩壊を招いたとされる中、地域で独自に診療報酬の引き下げは採りにくいのが実情です。特に、多くの自治体病院は経営が悪化しており、診療報酬の引き下げは自治体自らが首を絞めることになります。

医療費適正化計画に目標を掲げて競争の仕組みを導入したことは試みではありますが、医療費の抑制はあくまで副次的なものと位置づけ、計画自体は廃止しても影響はないと考えます。

第2節　療養病床再編成の見直し

1　療養病床の再編成とは

医療費の増加を抑制する政策の柱の一つに、療養病床の再編成があります。日本の病床は医療法で一般病床、療養病床、精神病床、感染症病床、結核病床に分類されています。療養病床は、主として長期にわたり療養を必要とする患者を入院させる病床です。療養病床には医療型と介護型があり、医師の判断で入院する医療保険適用のものが医療型療養病床で、要介護認定の判定で入院する介護保険適用のものが介護型療養病床となります。介護型療養病床は、特別養護老人ホーム（介護老人福祉施設）、老人保健施設（介護老人保健施設）とともに介護保険3施設の一つです。介護保険は、介護保険法第1条で「必要な保健医療サービス及び福祉サービスに係る給付を行う」となっており、介護給付だけでなく、医療給付も行っています。介護型療養病床は、医療と介護を包括した施設です。

厚生労働省が作成した全国医療費適正化計画では、医療型療養病床と介護型療養病床それぞれについ

■図表3-2-1　療養病床削減計画

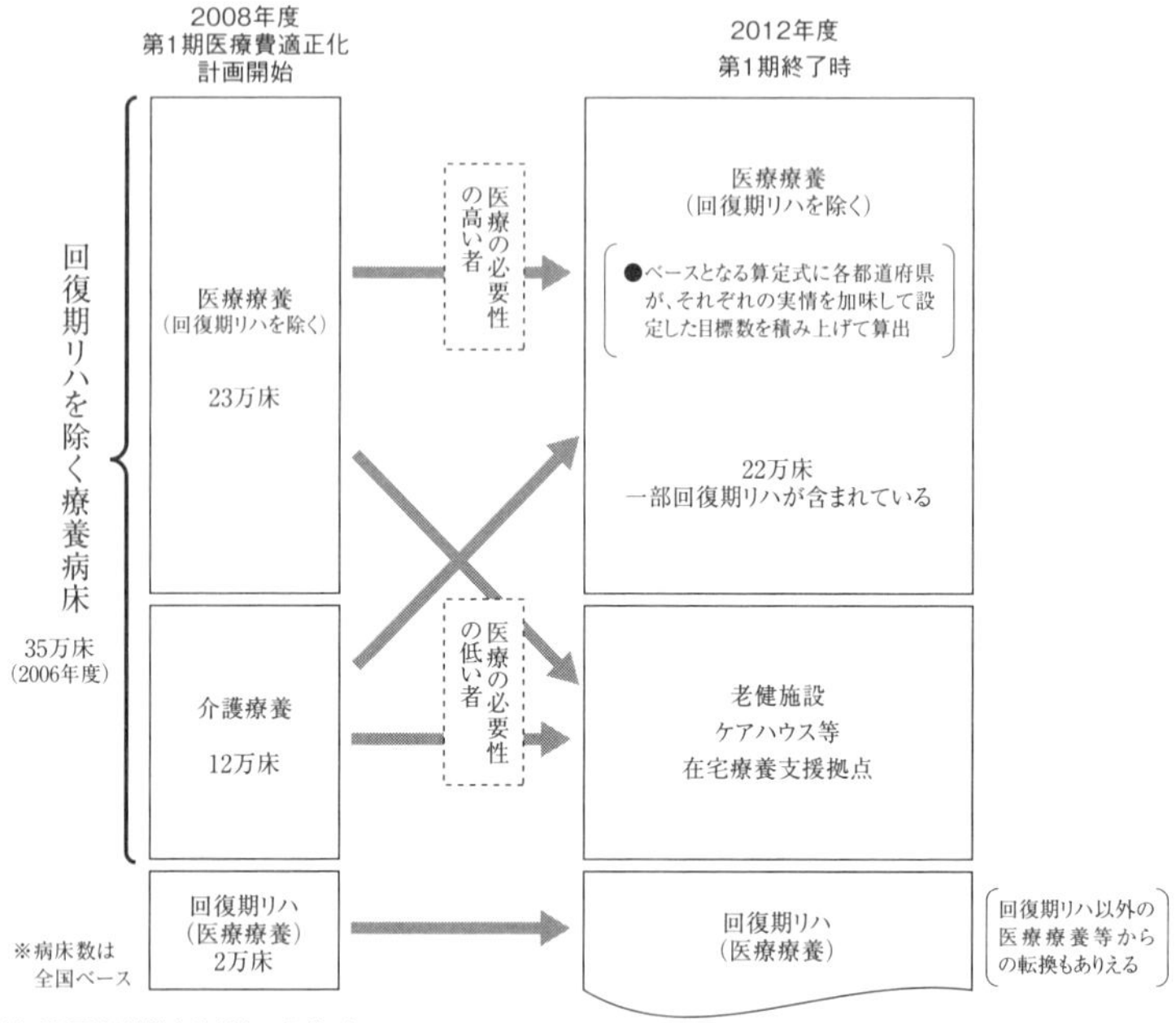

（出所）厚生労働省資料を一部修正

て、「両者の入院患者の状況に大きな差は見られず、両者の役割分担が不明確であることから、患者の状態に即した機能分担を進める」としています。

その眼目は、医療と介護の機能分担で、医療の必要性が低い患者は、基本的に介護保険での対応を主とすることにあります。

機能分担を進めるため、介護型療養病床13万床を２０１２年３月31日までに全廃し、医療型療養病床25万床を２０１３年３月31日までに３万床減らして22万床とし、介護保険施設への転換を図ります（図表３－２－１）。なお、回復期リハビリテーション病棟の療養病床は、再編成の対象に含めません。再編後、療養病床は医療型療養病床のみの22万床となり、減少する16万床分は、老人保健施設等の増加が期待されます。

医療型療養病床から老人保健施設等への転換を促進するため、都道府県は高齢者医療確保法附則第2条に基づき、病床転換助成事業を行っています。

病床転換助成事業は新設の場合1床当たり100万円の助成で、病床転換助成の財源は、国、都道府県、保険者が分担しており、各負担割合は、国、都道府県、保険者で10：5：12となっています。保険者は27分の12の負担として病床転換支援金を納付しますが、その財源は現役世代の保険料に含まれています。

療養病床の病床数を減らして、平均在院日数の減少も図ります。少ない病床数で患者を診るためには、回転を上げ、在院日数を減らさざるを得ません。長期入院を是正し、放置すれば2025年度に66兆円にまで膨らむ医療費を7兆円削減し、59兆円までに抑えるのが目標となります。

療養病床の再編成が意図する最大の狙いは、不要な社会的入院の是正です。

社会的入院については明確な定義があるわけではありませんが、一般的に入院医療の必要性のない人が各種の理由で病院にとどまることをいいます。しかし、入院医療の必要性が検証できず、これまでは「介護を主たる原因として6カ月以上一般病棟に入院している方」とされてきた経緯があります。

また、入院の際、医療の必要性（医療区分）と日常生活の動作（ADL＝Activities of Daily Living＝区分）とが、各々、区分1から区分3までの3段階に分けられた「区分表」に従い、患者を区分します。このうち、もっとも医療の必要性が低い医療区分1が、社会的入院といわれるようになっています。

その理由は、2012年度末時点で残っている療養病床の病床数を計算する際、医療区分1に該当する病床数は、すべて削減数に計算されるからです。なお、医療区分2に該当する病床数は3割が削減数として計算されます。

2　療養病床再編成の問題点

療養病床の再編成もまた、後期高齢者医療制度と同様、現代の姥捨て山といわれました。また、2008年度の診療報酬改定により、医療区分1の診療報酬が下がったこともあり、強制退院、社会的退院の促進と批判されています。

その問題点は、(1)介護型療養病床から老人保健施設等に転換したら、十分な受け入れ数が確保できないのではないか、(2)老人保健施設等では必要かつ適切なケアが受けられなくなるのではないか、というものです。また、療養病床の削減数は医療区分を基準に決められ、医療区分1の病床数は全廃される計算となりましたが、医療区分1＝社会的入院と考えていいのか、平均在院日数は何を基準に長いというのか、という根本的な問題もあります。

では、実際に、医療型療養病床から老人保健施設等への転換が進んでいるのでしょうか。

2008年度における病床転換の実績は、目標の5%程度にとどまっています。老人保健施設等への転換が進まない理由は、診療報酬と介護報酬との格差にあります。介護報酬が低く、医療型療養病床に対する需要もあるため、病院が廃止をためらい、再編後の在り方を決めかねているのが実情です。残りの2年半で一気に老人保健施設等への転換が進むのか、疑問の声が上がっています。このまま老人保健施設等への転換が進まず、療養病床の廃止だけが行われれば受け皿がなくなり、多くの高齢者が必要なケアや医療を受けられない介護難民、医療難民となってしまいます。

介護型療養病床の廃止と医療型療養病床の転換については、それぞれ根拠法が異なるとともに、目標となる年次が２０１２年３月と２０１３年３月に分かれており、1年のズレがあります。

村上正泰氏は著書（吉岡充共著）『高齢者医療難民』で、医療と介護と療養病床の再編成に1年のズレがあることについて、「そもそも全体像をあらかじめ練り上げてから具体的な政策を立案したのではなく、それぞればらばらに検討したものを最後になって急遽全体像としてまとめあげたからである」と述べています。

当初の見込みでは、医療型療養病床の削減目標は10万床で、25万床から15万床まで減らす予定でした。しかし、都道府県が作成した医療費適正化計画の積み上げにより減少数は3万床にとどまったことで、見通しの甘さ、現場の実情とのかい離も指摘されています。

一方、都道府県が積み上げた数字には、本来含めないはずの回復期リハビリテーション病棟の療養病床数が含まれているところがあるため、厚生労働省が見込んだ数ほど減らなかったという状況もあります。これは、医療法の規定に基づき病床の種類ごとに定める「基準病床数」(1)が、回復期リハビリテーション病棟の病床数を区分していないためです。医療費適正化計画の考え方と整備基準となる基準病床数、この二つの基準が十分に整合していない、すなわち、ダブルスタンダードの状況にあるために生じた齟齬といえます。

加えて、療養病床の削減を決断する根拠とした「慢性期入院医療実態調査」において、医師による医療が直接提供される頻度がほとんど必要ない割合が各50％程度あるというデータが示され、医療型・介護型それぞれの療養病床で医療の必要性が低いと説明されてきました。

しかし、これについて、村上氏は前掲書で「『医師による直接医療提供頻度』の割合を示しているというデータは、実は『医師による指示の見直しの頻度』であったのだ」とし、「指示の『見直し』が必要ないからといって、医療が不要だということにはならない」と述べています。医師が行う指示の見直しの頻度と医師が医療を直接提供する頻度では、まったく解釈が違ってきます。これらを踏まえて、療養病床の再編成は政策全体の整合性が十分考慮されないまま拙速に作られた政策と疑われています。

介護型療養病床の入院患者は、医療の必要性は比較的低いものの、認知症患者の割合も高く、特別養護老人ホーム等で受け入れの拒否が心配されています。また、介護型療養病床で十分なケアを行い、状態の増悪や急変を防がなければ、急性期病院での対応につながりかねないという懸念もあります。

２０１０年度からは、日々の患者の状態像や提供されている医療サービスに関するデータ提供を療養病棟入院基本料の要件として追加し、診療報酬が再編成されています。

療養病床の再編成を通じて平均在院日数を短縮する問題については、ＯＥＣＤのデータを根拠として、欧米先進国の平均在院日数が平均10日前後なのに対し、日本の平均在院日数が30日を超えるというデータから、その長さが強調されています。しかしながら、日本の平均在院日数には、長期の入院が必要となる療養病床・精神病床が含まれ、欧米先進国には日本の療養病床はナーシングホームに当たるものとして積算の内訳に含まれていません。療養病床を含まずに平均在院日数を計算した欧米のデータと比べ、日本の平均在院日数が長いとするのは適切な根拠とならず、急性期だけでみれば日本の平均在院日数は15日程度(2)となっており、それほど長いとはいえないというデータもあります。

3　社会的入院

療養病床の再編成は、平均在院日数の短縮を目標として長期入院を抱える療養病床数を削減し、介護保険での対応に転換して社会的入院の問題の解決を図る政策です。また、介護保険での対応に変わることで医療費の抑制にもつながります。

社会的入院は、1973年の老人医療費無料化に端を発した高齢者医療最大の課題です。では、療養病床の再編成により、社会的入院を解消できるでしょうか。

慶應義塾大学の印南一路教授は、社会的入院は高齢者医療最大の病理として、著書『「社会的入院」の研究』で社会的入院の問題について詳しく述べています。以下、その内容を踏まえながら療養病床の再編成と社会的入院の関係について検討していきます。

社会的入院とは不適切な入退院とし、社会的妥当性を欠く、新規入院、入院継続、転院、退院と定義

■図表3-2-2　医療の適切性に関する二次元モデル

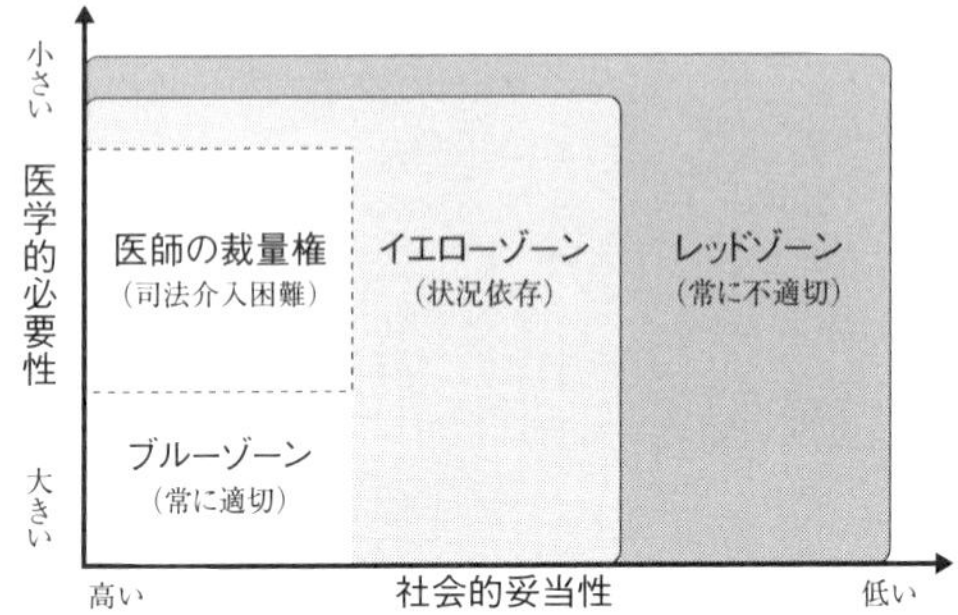

注 1　ブルーゾーン＝医学的必要性が常に大きく、社会的妥当性も常に高い→常に適切。
2　レッドゾーン＝医学的必要性が常に小さい（ない）か、社会的妥当性が常に低い（ない）→常に不適切。
3　イエローゾーン＝ブルーゾーンとレッドゾーンの間→状況によって判断が分かれる。
4　個別具体的なケースの医学的必要性の判断を医師に委ねるのが医師の裁量権。
5　司法の介入も困難であるという意味での裁量権は、上図の部分に限定される。
6　適切な医療は、ブルーゾーンと医師の裁量が認められる部分。

（出所）印南一路著『「社会的入院」の研究』

しています。社会的妥当性は医療の適切性であるともい、入退院の判断は、①必要条件である医療の必要性と、②十分条件である医療の適切性、の2基準から検討されるべきとしています（図表3－2－2）。

また、社会的妥当性とは、⑴適法であること、⑵本人の意思または正当な代理人の意思を確認していること、⑶患者の利益に合致していること、⑷医療資源の効率的な分配に配慮し、費用効果の高い治療法を選択していることを挙げています。

さらに、医療の必要性は臨床判断における医師の裁量権で行い、医療の適切性については保険者が医療ソーシャル・ワーカー（以下、ＭＳＷ）[3]等と連携し、社会的妥当性があるかどうかを判断すべきと提案しています。

社会的入院の是正とは、⑴患者利益の軽視（医療の質）、⑵医療資源の分配における問題（医療の効率）、⑶世代内・世代間・地域間の不公平（医療の公平性）、⑷医療者のストレス、⑸法令違反、の五つを解決することであり、そして何よりも、社会的入院は高齢者に不利益をもたらすから解消されるべきとしています。

なぜ、社会的入院は高齢者に不利益をもたらすのでしょうか。

これについては各種の調査等を踏まえ、医療の必要性も適切性も低い社会的入院は、いずれも高齢者の容態を悪化させ、要介護状態を進行させる悪循環の存在があることを明らかにしています。すなわち、社会的入院が高齢者の容態を悪化させてしまうために、入院医療や介護の必要性を創出しているというのです。同様に、病院は寝ているのが普通になってしまうため、日常生活能力を弱らせてしまう悪循環があることを指摘する意見は多数あります。その上で、社会的入院が高齢者の容態を悪化させる最大の原因は、「病床過剰」と「マンパワー不足」であると結論づけられています。

医療は労働集約的なサービスであるため、病床数が多いとマンパワーが分散して、不足することになり、当然に医療やケアの密度が低くなります。低密度な医療は高齢者に不利益を与えてしまいます。そこで、病床数を削減することにより、社会的入院の解消とマンパワーの集中を図り、良質な高密度医療とケアを提供する体制の構築を図ることが解決策として提案されています。

良質な高密度医療とケアを提供する体制の構築に向けた具体策としては、(1)急性期病床を新設し、看護配置基準5対1を導入すること、(2)高密度医療加算の報酬を新設すること、(3)在宅医療・在宅介護の場合の自己負担率を5%にすること、(4)保険者機能を強化し、入院審査・退院審査制度を導入すること等を提案しています。これらを踏まえると、療養病床数の削減を図る療養病床の再編成は社会的入院の適切な解決策の一つであり、高密度医療等を実現する方策であるといえます。

では、療養病床の再編成は維持することとし、療養病床の削減を進めてもいいでしょうか。その場合は、医療難民、介護難民の問題が残ることになります。

4　療養病床再編成の廃止による影響

療養病床の再編成は、削減する病床数を現在の医療区分で判断しています。特に、医療区分1の病床数はすべて削減の対象となっています。それが医療区分1＝社会的入院といわれる理由でもあります。また、医療区分2の病床数は3割が削減されます。

八王子市上川病院の吉岡充理事長は著書（村上正泰共著）『高齢者医療難民』の中で、「医療区分1でADL区分3の場合、医療区分2や3より医療処置時間の長い患者がいる」ことや、「医療区分1でADL区分3の場合、医療区分2や3よりケア時間の長い患者がいる」ことを挙げ、「医療区分1＝社会的入院というのは、まったくの間違いである」と主張しています。

さらに、療養病床削減の根拠とした「慢性期入院医療実態調査」も、その解釈の誤りから削減の論拠にはならないことも明らかになりました。

印南氏の研究を踏まえれば、社会的入院は医療の必要性だけでなく適切性と合わせて二元的に判断されるべきで、医療の必要性（医療区分）だけで判断する現在の削減基準は適切ではないといえます。

また、都道府県が策定した医療費適正化計画により、医療型療養病床数の削減は3万床にとどまり、老人保健施設等への転換が5％程度しか進んでいない実情もあります。民主党は政権公約で「当面、療養病床削減計画を凍結し、必要な病床数を確保する」としています。

療養病床の再編成は、政策をつくりあげる過程の齟齬や現場とのかい離等があったことを総合的に考えると、いったん現時点で療養病床削減を凍結をするのが妥当であると考えます。そのため、介護型療養病床を廃止するとした介護保険法の再改正が必要です。

療養病床削減計画を凍結することで病床が残り、入院も残ることになります。そのことで医療難民、介護難民が発生すると心配された問題はいったん回避されます。しかし、療養病床の再編成は、医療費抑制の中期的な方策の一つでもあります。また、高齢者が安心して在宅や地域で暮らせるため、2035年度に向けた地域ケアの将来像を描き、在宅療養を軸足とした地域ケア体制の整備に向けた短期的な取り組みにも位置づけられています。そして、なによりも療養病床の削減を凍結することで、社会的入院による高齢者の不利益の問題が残ることになるため、療養病床の再編成を凍結する場合は、社会的入院の解消に向けた新たな代替策を講じる必要があります。

そこで、ここでは社会的入院の是正に絞って、医療保険制度の観点から新たな代替策を考えます。

療養病床の削減がもたらすものは基本的に退院です。問題は退院それ自体であり、退院後の行き先や居場所、退院後の処遇となります。よって、退院の客観的な基準づくりや、保険者または都道府県や市区町村が介護福祉士やMSW等と連携して行う退院支援、入退院の適切性の確保策が必要です。MSWについては、現在、社会福祉士を基盤としているもので独立した国家資格はなく、すべての病院等に配置されているわけでもありません。

必要なのは医療区分という基準だけで十把一絡げに判断する手法ではなく、個々の患者と向き合って、寄り添いながら、きちんと現場で必要性と適切性の両面から入退院を判断できる、エンパワメント型の仕組みです。

また、高齢社会は多死社会でもあります。2008年の死亡者数は114万人でしたが、医療機関での死亡率が8割を占めています。今後、死亡者数が増加する傾向がある一方で、入院医療費のもっとも高額になるのが死亡前の時期になっています。そうした観点からも、療養病床再編成の受け皿づくりとして、在宅医療を中心とした地域ケア体制の整備が必要になっています。

在宅医療は1992年の第2次医療法改正で法的に認められ、病院や診療所と並び医療の場として「居宅」が明文化されました。「外来・通院医療」、「入院医療」に次いで第三の医療と呼ばれるようになり、現在、在宅医療は看取りまで含めて急性期と回復期の治療の後の場として期待されています。

また、在宅の緩和ケアには訪問医療や、訪問看護、訪問介護を組み合わせる必要があり、厚生労働省は、医療サービスと介護サービスが在宅を拠点として一体的に提供される在宅療養の姿として、「在宅療養支援拠点」を描き、24時間訪問看護や緊急往診にも対応できる体制を進めています(図表3－2－3)。こうした観点から、退院後の居宅等における適切な医療や介護を確保するため、MSW等と介護保険のケア・マネージャーによる連携も必要となります。

また、在宅療養の一体的な利用を促進するため、経済的な負担等の軽減策として、一部負担金の割合を5%とする印南氏の意見に賛成です。これは、医療保険において「在宅療養制度」を新設し、在宅医

■図表3-2-3　在宅療養支援拠点のイメージ

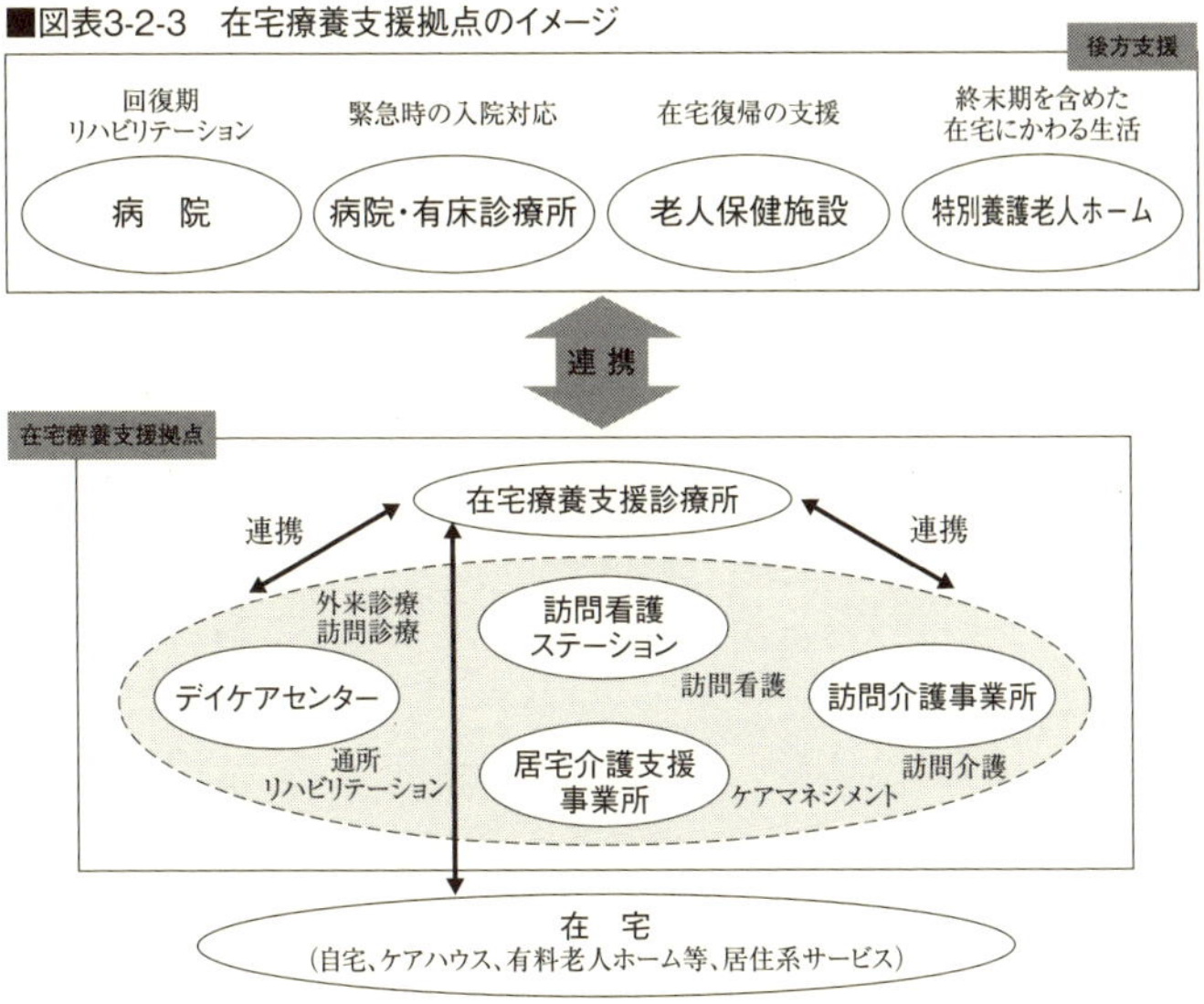

(出所)厚生労働省

療証の発行や保険証の一部負担割合の記載欄に表記することで比較的容易に実現することができると考えます。

加えて、税制改正を行い、所得控除に居宅介護費控除を新設します。現在は医療系居宅サービスまたは医療系居宅サービスと併用した場合にのみ医療費控除に含めることができますが、それをもう一段拡大し、居宅の介護サービス全般に広げて所得控除を新設することで、経済的な負担の軽減を図り、在宅療養を促進します。こうした代替策を講じることにより、療養病床の再編成とは別のアプローチで、社会的入院の是正を図る取り組みが必要です。

【注】

(1)　基準病床数は、病院の適正配置の促進と適切な入院医療の確保を目的に、病床整備の基準として医療法の規定に基づき病床の種類ごとに定めるものです。

（2） あべ俊子著『これからの年金・医療・福祉』。

（3） MSW＝Medical Social Worker：医療（メディカル）ソーシャル・ワーカー。保健医療分野におけるソーシャル・ワーカーであり、主に病院において疾病を有する患者等が地域や家庭において自立した生活を送ることができるよう、社会福祉の立場から疾病や障害に伴い患者や家族の抱える心理的・社会的な問題の相談に応じ解決・調整を援助し、社会復帰の促進を図る専門職のこと。

第３節　特定健診・特定保健指導の見直し

１　特定健診とメタボリックシンドローム

２００６年度の国民医療費に占める75歳以上の高齢者医療費の割合は約29％でした。75歳以上の１人当たり医療費は約80万円で、65歳未満の１人当たり医療費約16万円と比べ、約５倍の格差があります。

高齢者医療費が増加する背景に、疾病構造の急速な変化があります。１６００万人にのぼる糖尿病、糖尿病予備軍のほか、がん、虚血性心疾患（心筋梗塞等）、脳血管疾患等、65歳以上の３割以上の人が循環器系の疾患にかかっています。そこで、２００８年４月から高齢者医療確保法に基づき、40歳〜74歳のすべての人を対象とする特定健診・特定保健指導が始まりました。75歳になる前に生活習慣病を予防し、後期高齢期における医療費の増加を抑制するのが狙いで、医療費適正化の中長期的な中心的施策の一つとされています。

特定健診とは内臓脂肪型肥満に着目した健康診査をいいます。一般的にメタボ健診と呼ばれていますが、内臓脂肪型肥満を共通の要因として、高血糖、高血圧、脂質異常等を呈する状態のことをメタボリッ

■図表3-3-1　メタボリックシンドロームの診断基準

①腹囲	男性85cm以上 女性90cm以上
②血糖	空腹時血糖　100mg/dl 以上 平均的血糖値（HbA1c）5.2%以上
③脂質	中性脂肪　150mg/dl 以上 HDLコレステロール 40mg/dl 未満
④血圧	収縮期　130mmHg 以上 拡張期　85mmHg 以上

※①に加え、②～④のいずれかで一つでも異常があれば「動機づけ支援」。二つ以上は「積極的支援」。65歳以上は積極的支援に該当した場合でも「動機づけ支援」

（出所）厚生労働省

クシンドロームといい、内臓脂肪を減少させることにより、心疾患、脳血管疾患等の発症リスクの低減等を図ることができます。

メタボリックシンドロームとされるのは、内臓脂肪型肥満と合わせて、高血糖、高血圧、脂質異常のいずれかを併せ持った状態であり、腹囲（ウエスト）の大きさと合わせて、二つの症状を診断基準としています（図表3－3－1）。ウエストの大きさは、男性85センチメートル以上、女性90センチメートル以上とされています。特定健診の結果次第で、メタボリックシンドロームまたはメタボリックシンドローム予備軍と判定されます。

糖尿病等の生活習慣病は従来は成人病といわれていましたが、1997年、生活習慣に注意していれば予防できるという理由から、成人病が生活習慣病に変えられました。

世界保健機関（WHO＝World Health Organization）では、予防医療を1次～3次に分類しています。1次予防は病気にならないようにすること、2次予防は病気の早期発見と早期治療を行うこと、3次予防は病気の重症化や合併症の発症を予防することです。特定健診は1次予防にフォーカスした2次予防の取り組みになります。

2008年3月まで市区町村は老人保健法に基づき40歳以上の人を対象に基本健康診査を実施してき

ましたが、高齢者医療確保法に改正されたことで実施機関が市区町村から保険者に変わり、特定健診の実施が義務付けられました。保険者は5年を1期とする特定健診等実施計画を定めます。

特定健診・特定保健指導の義務化は、21世紀における国民健康づくり運動（健康日本21）の中間評価を踏まえ、これまでの健康推進運動を一歩進めるものでもあります。健康推進運動とは2002年に成立した健康増進法に基づき取り組む地域ぐるみの活動です。

2006年度は、生活習慣病にかかる医療費が11・3兆円（総医療費の3割）となっており、生活習慣病の予防により、2兆円の医療費削減を目指しています。

取り組み目標は医療費適正化計画に掲げるとおり、2012年度までに40歳～74歳の健診受診率70％以上を達成し、当該年度に必要と判断された対象者45％以上が特定保健指導を受け、同じく特定保健指導が必要と判断された対象者を10％以上減少させることです。また、2015年度までに、メタボリックシンドローム該当者・予備軍を25％減少させます。

これまで老人保健制度での基本健康診査の受診率は50％に満たなかったため、受診率の向上が期待されています。

特定健診の健診項目は、「基本健診項目」と医師が必要と判断した場合の「詳細健診項目」に分けられ、法令によって定められています。基本健診項目はメタボリックシンドローム対策の観点から8項目あり、詳細健診項目は3項目あります（図表3－3－2）。

特定健診には他法優先の原則があり、労働安全衛生法や学校保健安全法、被爆者援護法等に基づき同

■図表3-3-2　特定健診項目

		(旧)基本健康診査	特定健診(基本項目)
診　察	問診	○	○
	血圧測定	○	○
	理学的所見(身体診察)	○	○
	身体計測(身長・体重・BMI)	○	○
	腹囲の測定	×	○(追加)
脂　質	中性脂肪	○	○
	HDLコレステロール	○	○
	LDLコレステロール	×	○
	総コレステロール定量	○	×(廃止)
肝機能	肝機能検査(AST (GOT)・ALT(GPT)・γ-GT(γ-GTP))	○	○
尿腎機能	尿検査(尿糖・尿蛋白)	○	○
	潜血	○	×(廃止)
	血清クレアチニン	○	×(廃止)
代　謝	空腹時血糖	○	どちらか1つ選択
	ヘモグロビンA1c	医師の判断	

(出所)厚生労働省

様の健診を受けた場合、その結果を保険者に提出すれば代替されます。

特定健診や特定保健指導の財源は、基本的に保険料で負担するかたちに変わりましたが、市町村国保が行う特定健診には、国と都道府県から3分の1ずつ経費が補助されています。この補助金については、助成基準額が実際の契約単価よりも低かったため、実態に即して見直され、2010年度から引き上げられています。

2　特定健診と特定保健指導

従来の健診と保健指導は、個別疾患の早期発見・早期治療が主たる目的でしたが、特定健診・特定保健指導はメタボリックシンドロームに着目して早期介入・行動変容という観点から行われ、生活習慣の改善を促します。

生活習慣病は、不適切な食生活、運動不足、喫煙等で起こる病気です。自覚症状に乏しく日常生活に大きな支障はありませんが、生活習慣の改善がなされないと、脳卒中や虚血性心疾患を発症するリスク

■図表3-3-3　境界領域期

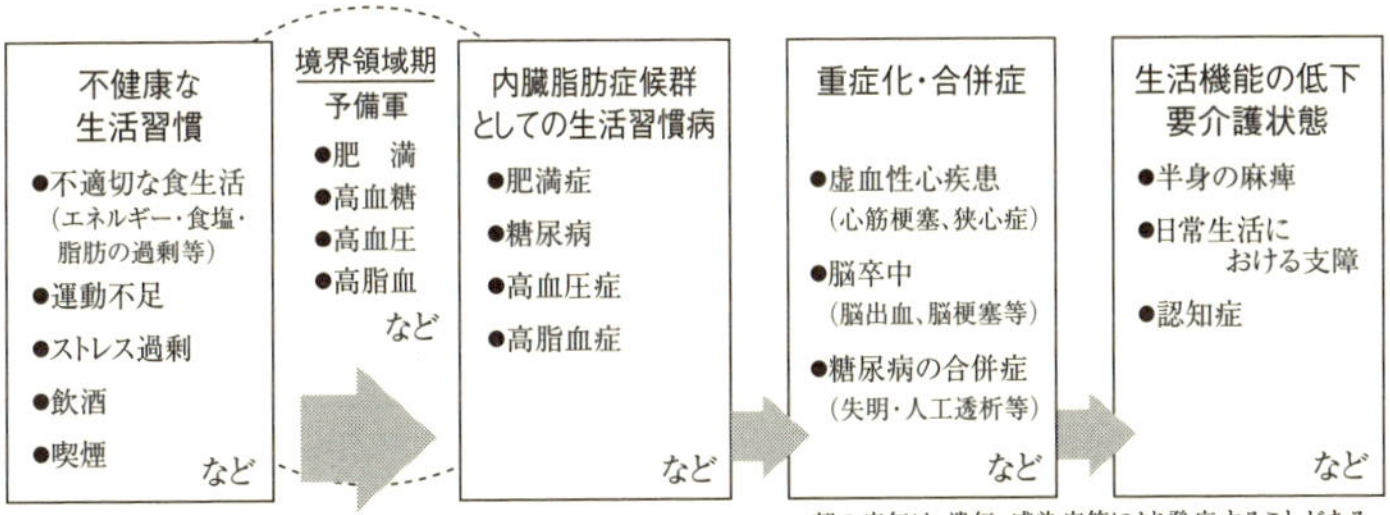

＊一部の病気は、遺伝、感染症等により発症することがある。

○「不健康な生活習慣」の継続により、「予備軍（境界領域期）」→「内臓脂肪症候群としての生活習慣病」→「重症化・合併症」→「生活機能の低下・要介護状態」へと段階的に進行していく。
○どの段階でも、生活習慣を改善することで進行を抑えることができる。
○とりわけ、境界領域期での生活習慣の改善が、生涯にわたって生活の質（QOL）を維持する上で重要である。

（出所）厚生労働省

が高く、重症の合併症に進展する可能性も高くなります。また、重症化・合併症により生活機能が低下し、要介護状態へと進行していきます。

　生活習慣の改善によって、生活習慣病の予防効果が期待できます。とりわけ、生活習慣病の手前の段階である境界領域期で生活習慣の改善ができるかどうかが、生涯にわたって生活の質（QOL）を維持する上で重要となります（図表3－3－3）。生活習慣の改善を促す予防施策の核となる取り組みが、特定保健指導です。

　辻哲夫氏は著書『日本の医療制度改革がめざすもの』で、「日本の健診は見つけた後の保健指導がないというのが非常に大きな欠点だといわれてきました」と述べていますが、これまでは保健指導が不十分とされてきました。

　たとえば、長野県は高齢者の医療費が低く平均寿命も健康寿命も長い長寿県として有名ですが、保健補導員や食生活改善推進員というボランティアによる保健予防活動が盛んで、健康増進と医療費抑制の成功事例として知られています。しかし、全国

■図表3-3-4　階層化のプロセス

ステップⅠ	男性：腹囲85cm以上　女性：腹囲90cm以上 もしくは 男性：腹囲85cm未満　女性：腹囲90cm未満で、BMI25以上の者
ステップⅡ	①血糖　②糖質　③血圧　のリスク数をカウント ※①から③のリスクのうち1つ以上の場合 ④喫煙歴があるか否かのリスクをチェック
ステップⅢ	ステップⅠで男性の場合、ステップⅡのリスク（①～④）が 2つ以上→積極的支援 1つの場合→動機づけ支援 0の場合→情報提供 ステップⅠで女性の場合、ステップⅡのリスク（①～④）が 3つ以上→積極的支援 1又は2つの場合→動機づけ支援 0の場合→情報提供
ステップⅣ	①服薬中の者は、医療保険者による特定保健指導の対象としない。 ②前期高齢者（65歳以上75歳未満）は、積極的支援となっても動機づけ支援とする。

（出所）厚生労働省

的な取り組みにまで広がりがみられませんでした。

特定保健指導の導入は、これまで健診に付随していた保健指導が、逆にこれからは保健指導のために健診を行う方針に転換した画期的なものともいわれています。その視点から、特定健診は、特定保健指導を行うための基礎データという意味にもなり、特定保健指導の対象者を選別するという目的も出てきます。

特定保健指導の対象者は、特定健診により健康の保持を要すると判断された人です。その判断基準には四つの段階があり、特定保健指導の対象者を見つけ出すことを階層化といいます（図表3－3－4）。

また、特定健診により生活習慣病の発症リスクのある方を抽出して予防を支援するため、ハイリスクアプローチともいいます。一方、対象者を特定せず、広く予防を啓発していく方法をポピュレーションアプローチといい、「1に運動　2に食事　しっかり禁煙　最後にクスリ」の理解を広げるのが基本とされています。ハイリスクアプローチは保険者の役割となり、ポピュレーションアプローチは都道府県及び市区町村である行政の役割として分担することになりました。

特定保健指導による支援方法には、動機づけ支援と積極的支援の二段階があります。動機づけ支援とは、対象者が自ら生活習慣を振り返り、生活習慣の改善について行動目標を立てることができるよう原則1回の面接等により支援を行うものです。積極的支援とは対象者が自らの健康状態、生活習慣の改善の必要性を自覚し、自主的に生活習慣改善の取り組みを継続して行えるよう定期的に支援を行うものとなります。

ハイリスクアプローチの保健指導については保健師や管理栄養士、運動指導士等の多様な職種がかかわって行われます。

３　特定健診・特定保健指導の問題点

特定健診については二つの問題が指摘されています。

一つはメタボリックシンドロームの診断基準の適切性の問題であり、もう一つは特定健診等の目標の達成度により後期高齢者支援金の納付額が変わること（加算・減算の仕組み）の問題です。

２００６年5月、厚生労働省が初めてメタボリックシンドロームの診断基準を発表しましたが、ウエスト基準について男性が女性より小さいのは世界に日本だけとなっていました。しかし、制度が始まる前の２００７年から国際糖尿病連合が公表する日本人のウエスト基準は、男性90センチメートル、女性

80センチメートルに修正されています（図表3－3－5）。この修正されたウエスト基準については周知されることなく、男性85センチメートル、女性90センチメートルの基準のまま特定健診が続けられています。

■図表3-3-5　世界のウエスト基準

国／人種グループ	性別	ウエスト周囲径
ヨーロッパ人	男性 女性	≧94cm ≧80cm
南アジア人	男性 女性	≧90cm ≧80cm
中国人	男性 女性	≧90cm ≧80cm
日本人*	男性 女性	≧90cm ≧80cm
中南米人	暫定的に南アジア人の基準を使用する	
サハラ以南の南アフリカ人	暫定的にヨーロッパ人の基準を使用する	
東地中海・中近東（アラブ）人	暫定的にヨーロッパ人の基準を使用する	

*当初、異なる基準となっていましたが、最新のデータは上記の基準を採用しています。
異なる基準：2006年度は男性85cm以上、女性90cm以上。
（出所）International Diabetes Federation（IDF）：国際糖尿病連合『The IDF consensus worldwide definition of the METAVOLIC SYNDROME』

　特定健診において男性のウエスト基準が女性より小さいことについて、東海大学の大櫛陽一教授は著書『メタボの罠』で、ウエストを測定する位置の問題や基準の設定方法に問題があると指摘し、今の基準では結果として無駄な医療と薬が消費され、医療経済が崩壊すると警告しています。その内容を整理してみると、次のようになります。

　測定する位置の問題とは、内臓脂肪を反映するのは肋骨下と腸骨稜の間の骨のない位置ですが、日本では臍の位置で測定するため、女性は骨盤の影響を受けて基準が大きくなるというものです。

　基準の設定方法の問題とは、男女別にデータを分析していないため、相互に異性の影響を受けて男性の基準が小さくなり、女性の基準が大きくなったというものです。

　また、厚生労働省は男性の2人に1人、女性の5人に1人の割合で生活習慣病の予備軍に該当すると発表していますが、日本総合健診学会のシミュレーション結果から、男性の94％、女性の83％がいずれかの項目で異常となり、保健指導の対象者が男性32％、女性13％、受診勧奨の対象者が男性59％、女性49％となることが判明し、保健指導の対象者数より受診勧奨の対象者数の方が大幅に多くなるのは判定値の方がおかしいのではないかと疑問を呈しています。

受診勧奨の対象者が多くなる理由について、大櫛氏は「特定健診の裏の顔は、受診や薬剤依存への誘導である」とも指摘しています。また、欧米の場合、メタボリックシンドローム基準は生活習慣病を予防するための、生活習慣の改善目標として使われています。基準に該当するとメタボリックシンドロームという使い方ではなく、基準に該当しないような生活習慣を心がけるという使い方です。そのため、「米国では心血管系疾患のためのメタボリックシンドローム基準と糖尿病基準が別々に作成されている」ことを紹介しています（図表３－３－６）。

もう一つの問題は特定健診等の達成度により後期高齢者支援金が加算・減算され、納付額が変わることです。

後期高齢者支援金の加算・減算の仕組みとは、支援金の納付額を決める際、特定健診の受診率等、目標達成度の高い保険者は納付額を減額し、目標達成度の低い保険者は納付額を増額するというものです。プラス・マイナスで最大10％の加算・減算が行われます。支援金の納付額が加算されるため、ペナルティともいわれています。

目標の達成度は、⑴特定健診の受診率、⑵特定保健指導の実施率、⑶メタボリックシンドローム該当者・予備軍の減少率を指標として評価されます。

■図表3-3-6　欧米のメタボリックシンドローム診断基準

a) WHO (1998年)

●IGT (糖負荷2時間値異常)、IFG (空腹時血糖値異常)、2型糖尿病、低インシュリン感受性のいずれかと、以下の2つ以上

●男性:ウエスト／ヒップ比>0.90、女性:ウエスト／ヒップ比>0.85か、BMI>30

●男性:HDL<35mg/dl、女性:HDL<39mg/dlか、中性脂肪≧150mg/dl

●血圧　140／90mmHg以上

●微量アルブミン尿

*日本人の糖尿病は、95%が生活習慣と密接に関係している2型糖尿病である。

b) 欧州インシュリン抵抗性研究グループ (EGIR:1999年)

●血漿インシュリン値>75%タイルと、以下の2つ以上

●男性:ウエスト周囲径≧94cm、女性:ウエスト周囲径≧80cm

●HDL<39mg/dlまたは中性脂肪≧150mg/dl

●血圧　140／90mmHg以上または、治療中

●IGT (糖負荷2時間値異常) またはIFG (空腹時血糖値異常) 糖尿病を除く

c) 米国NCEP ATP III (2001年度)

●以下の3つ以上

●男性:ウエスト周囲径≧102cm、女性:ウエスト周囲径≧88cm

●男性:HDL<40mg/dl、女性:HDL<50mg/dlか、中性脂肪≧150mg/dl

●血圧　130／85mmHg以上

●空腹時血糖>110mg/dl (2004年に100mg/dlに変更) 糖尿病を含む

※心血管系疾患のためのメタボリックシンドローム

d) 米国臨床内分泌学協会 (AACE:2003年)

●IGT (糖負荷2時間値異常) またはIFG (空腹時血糖値異常) と、以下の臨床的判断

●BMI≧25

●男性:HDL<40mg/dl、女性:HDL<50mg/dlと、中性脂肪≧150mg/dl

●血圧　135／85mmHg以上

●IGT (糖負荷2時間値異常) またはIFG (空腹時血糖値異常) 糖尿病を除く

●他のインシュリン抵抗性の兆候

※糖尿病予防のためのメタボリックシンドローム

e) 国際糖尿病連合 (IDF:2005年)

●大きなウエスト周囲径 (民族別) と以下の2つ以上

●中性脂肪≧150mg/dlまたは治療中か、
男性:HDL<40mg/dl、女性:HDL<50mg/dlまたは治療中

●血圧が130／85mmHg以上または治療中

●空腹時血糖≧100mg/dl糖尿病を含む

(出所) 大櫛陽一著『メタボの罠』一部修正

保険者は国が策定した基本方針の中にある目標値を参酌基準として特定健診等実施計画を策定し、特定健診・特定保健指導実施率等の目標値を設定します。

加算・減算は２０１０年度の中間評価を踏まえて評価方法を決定し、２０１２年度の特定健診等に対する目標達成度を踏まえ、２０１３年度の支援金から反映される予定になっています。

こうした取り組みは支援金を財政的なインセンティブとして特定健診等の積極的な取り組みを推進し、保険者の努力を評価する仕組みでもあります。

しかし、健診の受診率については、保険者ごとに大きな格差があります。特に、組合健保等と比べ、市町村国保では受診率を高めるための相当な努力が必要となります。特定健診の推進にかかる経費の方が支援金の加算より高くつく場合、インセンティブが働かないという声もあります。

２００９年12月、厚生労働省が発表した２００８年度の市町村国保における特定健診・特定保健指導の実績は、特定健診対象者数２２５５万人の受診率30・８％（６９５万人）、特定保健指導対象者数１０６万人の実施率14・８％（15・7万人）となっています。特定保健指導のうち、動機づけ支援の終了率は16・４％、積極的支援の終了率は10・３％です。

２０１２年度までの取り組み目標である40歳～74歳の健診受診率70％以上の達成率は44％、当該年度に必要と判断された特定保健指導の実施率45％以上の達成率は33％となっています。こうした状況を踏まえ、２０１０年度から特定健診の受診者支援等を進めています。

4　特定健診・特定保健指導の廃止による影響

特定健診・特定保健指導を廃止することは、生活習慣病の予防を目的とした手段としてのハイリスクアプローチが廃止になることと、主体者としての保険者の実施義務がなくなることを意味します。

特定健診については、メタボ健診として浸透してきた経緯はありますが、一方で、特定健診のメタボリックシンドロームの診断基準に疑義が提示されています。そこで、メタボリックシンドローム診断基準を見直した上で、特定健診・特定保健指導の実施方法等の在り方を改善する必要があると考えます。見直しの具体策としては、欧米の事例を参考に、メタボリックシンドロームの診断基準を二つの役割に分けることにします。

一つめの役割は、生活習慣の改善目標として、ポピュレーションアプローチとしてのメタボリックシンドローム基準を作ることです。現在、男性85センチメートル、女性95センチメートルというウエスト基準については、あらためて国際糖尿病連合のウエスト基準（男性90センチメートル、女性80センチメートル）、あるいは厚生労働省研究班によるウエスト基準（男性85センチメートル、女性80センチメートル）のどちらかに修正した上で、しっかりと周知するとともに、メタボリックシンドローム該当者・予備軍の診断基準とするのではなく、あくまで生活習慣の改善目標とする使い方にとどめ、ポピュレーションアプローチとして活用する方法です。

もう一つの役割は、心血管系疾患予防のための基準、糖尿病予防のための基準等、疾患別の新たな診断基準を作成することです。その上で、新たな生活習慣病健診を行います。疾患別の予防基準を設けて健診を行うことにより、保健指導対象者、受診勧奨対象者を絞り込む精度を高めることを狙いとします。より対象者が絞り込まれた上で保健指導を行い、より効果的な指導へと結びつけるハイリスクアプローチを実施することができます。実際にウエストが細く基準未満でも血圧や血糖値等が高ければ心筋梗塞等循環器疾患になる恐れは高く、健診現場では痩せていても生活習慣病を起こす恐れのある人が見落とされると戸惑いの声がありました。

次に、特定健診・特定保健指導の実施主体については、保険者の実施義務を解除し、再び市区町村の衛生部門に戻すこととする保険者と行政の役割分担の見直しです。

保険者が特定健診等を実施することになった理由として、生活習慣病の予防により保険給付費の削減効果の恩恵をもっともよく受けるのが保険者であること等が挙げられています。しかし、生活習慣病の予防は健康増進計画に基づき健康寿命の延伸等の健康増進が一義的な目標であり、医療費の抑制は副次的な効果にすぎません。その健康増進施策を担うのは都道府県であり、市区町村となります。

市区町村の衛生部門に戻す理由は、特定健診・特定保健指導を保険者が行い、健康増進法に基づくがん検診等は市区町村の衛生部門が行うため、実施主体が異なることによる効率性の悪さがみられ、特定健診とがん検診等の同時実施が推奨されていることもあります。これについても実施主体を一本化することで、効率的な実施が見込まれます。

また、仮に市町村国保の都道府県単位が実現した場合は、65歳以上の人を対象として生活習慣病の「早期発見」を目的とする後期高齢者健診と統合するのが現実的であり、「予防」は64歳までを対象にすべきであると考えます。あわせて開始年齢は40歳から30歳程度まで引き下げる方が効果的です。一方で、保険者の抱える人数規模が大きくなりすぎるため、事実上、市区町村に委託しなければ対応できないという実務上の問題もあります。さらに、特定健診等の費用が保険料に上乗せされて、公費から保険料へと負担が転嫁されることになりましたが、全額公費負担に戻すことになり、保険料の負担を軽減することもできます。

これまで国民の健康情報は職域は事業者等が職員等の健康情報を把握し、地域は市区町村が住民の健康情報を把握し、だれも全体を把握していなかったという実情があります。こうした状況を改善するため、健康増進法により都道府県が全体を把握し、公衆衛生の戦略を立て、企画調整の役割を担うことが明確にされました。具体的な実施においては、高齢者医療確保法により保険者が特定健診等の義務を負い、保険者協議会を設置して連携する仕組みが構築されています。

しかし、あえて保険者が実施することはなく、市区町村が実施しても同様の連携を図ることは可能です。むしろ、都道府県が戦略的に公衆衛生を進めるのであれば健康増進法を改正し、市区町村の衛生部門が特定健診・特定保健指導の実施主体になる方が行政としての一貫性を確保することができます。

加えて、保険者協議会については都道府県が加入していないところもあり、都道府県が保険者協議会の場を活用しながら公衆衛生を戦略的に進めているという実態はみられていません。

市区町村の衛生部門が、新たな生活習慣病健診・保健指導の実施主体となることで、保険者が特定健診等の義務を解除されるため、後期高齢者の支援金を加算・減算する仕組みも廃止となります。

第4節　前期高齢者医療制度の見直し

1　前期高齢者医療制度とは

２００８年４月から高齢者医療確保法により前期高齢者医療制度も始まっていますが、初めて高齢者を前期と後期に分けたのは１９８８年の厚生白書からです。65歳以上75歳未満の高齢者を前期高齢者としています。

２００７年９月末現在、前期高齢者の人口は１４７６万人で、そのうち市町村国保の加入者数は１１３３万人（77％）となっています。国保組合の加入者数34・８万人（２％）を合わせると、約８割が国保に加入しており偏在がみられます。

前期高齢者の偏在による医療費負担の不均衡を調整するため、前期高齢者医療制度は財政調整を行うファイナンスの仕組みとして導入されました。そのため、前期高齢者は国保または被用者保険に加入したまま前期高齢者の保険給付に必要な財源を現役世代で公平に負担する仕組みとして、国保と被用者保険の各保険者が０歳～74歳の加入者数に応じて財政調整を行い、負担の不均衡の是正を図っています。

社会保険診療報酬支払基金（以下、支払基金）は、前期高齢者の加入者数が少ない保険者から前期高齢者納付金を受け、前期高齢者の加入者数が多い保険者に対して前期高齢者支援金を交付します。前期高齢者数の少ない保険者から多い保険者に医療給付の資金が移転することで、負担の平準化を図っています。

前期高齢者の加入者数が多いか少ないかは全国平均の加入率でみます。前期高齢者納付金は次の計算式で算出されます。

> **前期高齢者医療制度の納付金**
> ＝（当該保険者の前期高齢者給付費＋前期高齢者に係る後期高齢者支援金）×前期高齢者加入率の全国平均／当該保険者の前期高齢者加入率－（当該保険者の前期高齢者給付費＋前期高齢者に係る後期高齢者支援金）

２００８年度では全国平均の加入率は約12％が目安となりましたが、協会けんぽの加入率は５％、組合健保２％の加入率に対し、市町村国保では28％の加入率で平均の２倍以上となっていました。

２００８年度の決算速報値では、市町村国保が２兆４０００億円、国保組合が55億円の前期高齢者交付金を受けましたが、交付金を受けた被用者保険の保険者はありません。被用者保険が国保に対して財政支援するかたちになっています。

前期高齢者は市町村国保に偏在するため、被用者保険から市町村国保に資金が動き、赤字続きだった市町村国保の決算額が単年度収支で黒字に転じました。ただし市区町村は法定外の繰入金を続けています。

今後、団塊の世代の大量退職が進み、前期高齢者数が増加するため、市町村国保の赤字救済策として前期高齢者医療制度が必要でした。前期高齢者医療制度を活用することで、持続可能な医療保険制度の財政基盤を構築しています。

前期高齢者納付金の財源は保険料です。基本的に被保険者と事業主で折半して負担しています。なお、２００９年度は、協会けんぽに13％の国費が入っています。

前期高齢者医療制度の導入により、一層、保険料による世代間の扶養が拡大したことになります。保険料による世代間扶養の仕組みは、後期高齢者医療制度の前身である老人保健制度と、市町村国保の中にあった退職者医療制度が担っていました。前期高齢者医療制度の創設により対象者を前期高齢者に広げたことで、退職者に限定された退職者医療制度は廃止となりました。

２　退職者医療制度の廃止

１９８４年10月、退職者医療制度は定年退職者に着目して給付の平等化、保険者間における負担の公平化を図ることを目的に財政調整の仕組みとして導入されました。

高齢者の多くは定年退職後は地域に戻り、市町村国保に加入します。当時、被用者保険の本人は10割給付を受けていましたが、サラリーマン等の定年退職者は、退職後、7割給付の市町村国保に加入するため、給付水準が下がるという不公平がありました。

そこで、1984年に健康保険法を一部改正し、被用者保険本人に対する給付を8割（2割負担）とし、退職者医療制度を導入することで、市町村国保に加入した退職者本人の給付も8割（2割負担）として給付の平等化を図ったものです。

また、その財源は被保険者の保険料と被用者保険からの拠出金で賄うこととし、市町村国保の財政負担の軽減を図りました。拠出金の計算は、各被用者保険の保険者間で報酬に基づいて行い、報酬の高い保険者がより多く負担するかたちで負担の公平化を図っています（総報酬割方式）。

その徹底した財政調整の仕組みについて、厚生労働省国民健康保険課の北島岳彦氏は『国保実務第2687号』で、「財政面のみに着目するならば、退職者医療制度は被用者保険そのものともいえる」と述べていますが、1983年に始まった老人保健制度に続いて、医療保険制度の中に現役世代が支える世代間扶養の要素が入れられた二つめの仕組みとされています。

退職者医療制度の被保険者数は、『平成19年度国民健康保険実態調査』によると、2007年9月末現在で895・7万人、65歳〜74歳の前期高齢者が618・5万人、65歳未満が277・3万人となっています。本人が622・6万人、家族が273・1万人です。

2008年4月から、65歳〜74歳を対象とする保険者間の財政調整の仕組みとして前期高齢者医療制度が始まったため、退職者医療制度が廃止され、退職者に限られていた拠出金の仕組みから、すべての前期高齢者を対象とする財政調整の仕組みへと変わりました。退職者医療制度の廃止による市町村国保の財政負担の増加に配慮し、２０１４年度までの間における65歳未満の退職者を対象として、引き続き制度を存続させる経過措置が採られています。

これまで退職者医療制度は、費用を負担している被用者保険の保険者から、給付に関与できないという問題点を指摘されてきました。また、雇用の流動化を背景として被用者保険が支えるグループと、そうでないグループの境目があいまいになっているともいわれてきました。

雇用の流動化による正規雇用から非正規雇用に就業構造が変わったことで、非正規雇用者が増え、１９９７年度から25歳以上の世代で市町村国保への異動が増えています。さらに、２００１年度以降は、すべての年齢層で市町村国保への異動者が増えています。

退職者に限定せず、すべての前期高齢者を対象として現役世代が財政負担を賄う仕組みを創設したことは、日本の就業構造の変化に伴う国保財政の負担を軽減する意味でも必要であり、市町村国保の中で、被用者と非被用者を区別して財政調整していた仕組みから、広く負担を分かち合う仕組みに変わったことで、医療保険制度の一元化にもつながるものとみられます。

3　前期高齢者医療制度の問題点

前期高齢者医療制度の問題は、保険者ごとに前期高齢者の「加入者数」を基準に負担金を計算するため、被用者保険の保険者間に負担の不均衡が生じていることと、前期高齢者医療制度が財政調整に特化したファイナンスのみのため、前期高齢者の保険給付に不整合があることの二つが挙げられます。

被用者保険の保険者間に負担の不均衡が生じている問題については、後期高齢者医療制度の例で知ることができます。

後期高齢者医療制度でも、前期高齢者医療制度と同様、加入者数を基準として後期高齢者支援金を計算しています[1]。加入者数を基準とするため、加入者数の多い協会けんぽが拠出する支援金が多額に上り、財政難に陥りました。そこで、2010年度～2012年度の間は、高齢者医療確保法を改正し後期高齢者支援金の拠出方法を「加入者割」から「総報酬割」に変更することとし、保険者間で負担の不均衡を是正することが決まりました[2]。

加入者割とは、各保険者に加入する0歳～74歳の人数に応じて負担額を計算するもので、総報酬割とは、保険者に加入する人の年収に応じて負担額を計算するものです（図表3－4－1）。退職者医療制度では、年収に応じて計算する総報酬割を採用していました。

協会けんぽの被保険者1人当たりの年収（標準報酬総額）は385万円で、組合健保（554万円）や共済組合（681万円）より低いため、報酬に基づく比例方式にすることで、年収の少ない協会けんぽ

■図表3-4-1　総報酬割導入による後期高齢者支援金の負担額の変化（推計）

（2010年度概算要求ベース）

	協会けんぽ	健保組合	共済組合	被用者保険 計
加入者割	1兆6700億円（注1） （1人当たり4.45万円×3460万人）	1兆4600億円（注1） （1人当たり4.45万円×2990万人）	4400億円（注1） （1人当たり4.45万円×890万人）	3兆5800億円 （加入者7360万人）
総報酬割	1兆4200億円 （総報酬77.3兆円=全体比39.8%）	1兆6000億円 （総報酬87.2兆円=全体比44.8%）	5500億円 （総報酬29.6兆円=全体比15.2%）	3兆5800億円 （総報酬194兆円）
負担額の変化	−2500億円	+1400億円	+1000億円	±0

注1　前期高齢者に係る支援金負担分（協会けんぽ1300億円、健保組合1300億円、共済組合400億円）を含む。
注2　100億円単位で端数処理。
（出所）厚生労働省　医療保険部会『第36回会議資料』を一部修正

が支払う支援金の総額を抑え、より負担の公平化を図る措置となります。

総報酬割の導入に当たって、全額を総報酬割とすることについては、組合健保の負担が著しく増加するため、3分の1の部分について適用することとしています。

前期高齢者医療制度でも加入者数で負担を計算するため、同様の問題が生じています。

2009年3月、厚生労働省に設置された有識者による高齢者医療制度検討会は、後期高齢者支援金や前期高齢者納付金については、世代間の納得と共感が得られる財源の在り方として、被用者保険の中では「保険者の財政力に応じた応能負担による助け合い・連帯の仕組みにすべきである」と、高齢者医療制度の見直しの論点の一つに挙げられていました。保険者間の負担の公平を図るため、前期高齢者医療制度にも総報酬割の導入が必要となります。

次に、保険給付の不整合とは、65歳〜74歳の保険給付の内容に格差がみられることです。

前期高齢者は65歳〜74歳とされていますが、69歳までの人が病院等の窓口で支払う一部負担金の割合は3割となっています。一方で、70歳〜

74歳の一般の人は2割負担、現役並み所得者は3割負担となり、同じ前期高齢者でも一般の人では負担金の割合が、70歳を境として1割異なっています。しかも現在は70歳～74歳の一般の人は2割負担となるところを1割負担に凍結されており、2割の格差が生じていることになります。裏返せば給付割合も異なることになり、前期高齢者医療制度で支援する保険給付費の内訳は、70歳を境として二分されていることになるのです。

2009年4月、自公政権における与党プロジェクトチームは、高齢者医療制度の見直しの視点の一つに、「前期高齢者等の窓口負担割合」を挙げていました。

65歳以上を前期高齢者とするなら70歳で二分するのではなく、65歳以上の一部負担金の割合を統一し、一般は2割または3割のどちらかに合わせることで整合性を図らなければ負担の不均衡が生じます。

また、1カ月のうちに病院等の窓口で支払った一部負担金の総額が基準額を超えた場合に償還される高額療養費制度についても、70歳を境として自己負担限度額の基準が違うため、整合性が図られていない状況にあります。

前期高齢者医療制度は、医療給付費に必要な財源を調整するためのファイナンスだけの仕組みとなっており、前期高齢者に対する医療給付という面からの十分な検討や整合性が図られていません。財政に特化したファイナンスの仕組みだけではなく、総合的な前期高齢者医療制度の検討が必要です。

4　前期高齢者医療制度の廃止による影響

前期高齢者医療制度を廃止したら、どうなるでしょうか。

前期高齢者医療制度は、実質的に市町村国保の財政を救済する効果を上げています。2008年度の決算状況でも、その効果は明らかです。前期高齢者医療制度を廃止すれば、市町村国保の財政が悪化し、医療保険制度の持続可能性が危ぶまれることになります。特に、団塊の世代の大量退職時代に入り、市町村国保への加入者数の増加が見込まれる中、なんらの対策も講じなければ、市町村国保と被用者保険との間で保険財政の不均衡が一層拡大することになります。

一方、前期高齢者医療制度は加入者数に応じた計算を行うため、被用者保険の保険者間で財政負担の不均衡が生じています。また、前期高齢者医療制度はファイナンスの仕組みに特化されているため、保険給付の面で整合性が図られていない状態があります。

前期高齢者医療制度は廃止するよりも、財政調整の計算方法を加入者割による現行方式から総報酬割による方式に変更して、負担の公平性を図ることが必要であると考えます。また、前期高齢者に対する保険給付の給付割合（一部負担金の割合）や、高額療養費の自己負担限度額の基準を整理し統一することで65歳～74歳の人の保険給付の公平性を確保することができます。

その場合、65歳以上の給付割合は2割（8割負担）とし、一方で自己負担限度額は70歳以上に適用している基準を65歳以上から適用するように変更することで、全年齢層を通じた給付と負担の整合性を図りつつ、高齢者の負担の増加抑制に配慮することができます。

そうした観点から前期高齢者医療制度は廃止するべきではなく、保険給付の面も整合を図るかたちで改善し、総合的な医療制度として確立することが必要であると考えます。しかし、前期高齢者医療制度は、今後の後期高齢者医療制度廃止後の在り方によって、新たな高齢者医療制度として再編される可能性があります。再編を通じて、前期高齢者医療制度の抱える問題点が解決されることが望まれます。

第1章では新政権による合意からみた視点、第2章では後期高齢者医療制度の問題からみた視点、そして第3章では医療制度改革の見直しからみた視点で現行制度を振り返り、新たな制度の方向性を考えてきました。

これらを踏まえて行きつく先は、後期高齢者医療制度及び関連法を廃止し、財政調整方式による「新たな高齢者医療制度の創設」と、医療費適正化計画や療養病床の再編成、特定健診・特定保健指導を再編する「新たな医療制度改革」が必要であるということです。

次章以降で、新たな高齢者医療制度の創設と、新たな医療制度改革の実現について述べていきたいと思います。

【注】

（１）各保険者の負担額＝加入者１人当たり負担額×加入者数（０歳〜74歳）。

（２）国保と被用者保険の間では加入者割を維持し、被用者保険者間では支援金総額の３分の１（２０１０年度は９分の２）の額を総報酬割とすることが決まりました。この見直しに伴い、全国土木建築国保組合を対象に後期高齢者支援金の３分の１に総報酬割を導入することも決まりました。

第４章
新たな高齢者医療制度と地域保険の実現

第1節　新たな高齢者医療制度

1　報道された新制度案

新政権は、1期4年のうちに後期高齢者医療制度を廃止することを決定しました。2013年4月から新たな制度が始まります。

2010年1月12日、日本経済新聞の朝刊一面トップに、厚生労働省の素案として新たな高齢者医療制度の案が掲載されました（図表4－1－1）。

新制度案として報道された内容とは、65歳以上のほぼすべての人は国保に加入し、保険料率は都道府県単位で決め、保険証の発行や健康診査は市区町村が行うというものです。65歳以上の人でも被用者保険の本人については、継続して被用者保険の加入を認めることも考慮されています。

財政運営の方法は、65歳以上の保険財政と65歳未満の保険財政をそれぞれ別勘定に区分して行うこととしています。被保険者からは医療の実態に合わせて応分の負担を求めるとともに、現役世代からの支援金により高齢者の負担を軽減し、都道府県単位で運営することにより地域間格差の縮減を図るように

■図表4-1-1　現在の高齢者医療制度と新制度（素案）の比較

	現在の高齢者医療制度	新制度（素案）
対象は	65〜74歳の「前期高齢者」と 75歳以上の「後期高齢者」	65歳以上
加入先は	65〜74歳は国保や組合健保など （現役世代と同じ）。 75歳以上は後期高齢者医療制度 （現役世代と別）。	現役世代と 別勘定の国保
保険料の設定は	65〜74歳は加入先ごと。 75歳以上は都道府県単位。	都道府県単位
保険料の負担は	65〜74歳は加入先ごとに決定。 75歳以上は医療給付費の1割を負担。	未定（65〜74歳は負担が増える可能性も）

（出所）日本経済新聞を一部修正

するものです。いわば、後期高齢者医療制度の財源構成を下敷きとして、対象年齢を65歳にまで引き下げる内容になっています。

報道された日は、いみじくも高齢者医療制度改革会議[1]の第2回会議当日であり、会議の冒頭、長妻厚生労働大臣が「制度の案がまとまったかのような報道があったが、そういうことはない。改革会議の中で良い制度となるよう議論をお願いしたい」と述べ、厚生労働省案であることを否定しました。

しかし、報道された新制度案は、選択肢の一つになるものであり、議論のたたき台になるものです。この案に対し、後期高齢者医療制度の失敗をそのまま引きずっているとして、次のような意見があります。

(1)高齢者を年齢で区切って現役世代と分離している。

(2)家族単位の保険料徴収を個人単位の保険料徴収に切り替えるものとなる。

(3)年金天引きが行われる。

国保に統一されれば保険料の賦課は世帯単位になり、年金天引きではなくなることが見込まれますが、報道された新たな制度案のように財政運営を広域的に統一して行っている事例に、東京都23区の国保における統一保険料方式があります。

統一保険料方式とは、23区内、同一所得、同一世帯構成であれば、同一の保険料となるよう基準となる保険料率を特別区長会が策定した上で、これに一致するよう各区で条例を制定・運用する方式です。１９９９年７月の地方分権一括法により、地方自治法が改正され、２０００年４月から東京都23区が基礎的な地方公共団体に位置づけられたことに伴い、それまで東京都が調整条例を制定して行っていた手法を引き継ぎ、この方式を採用しています。

後期高齢者医療制度では、広域連合議会の議決を経て、広域連合の条例により都道府県内の均一の保険料率を決定しますが、東京都23区の統一保険料率方式では、示された保険料率に基づき各区が条例を制定します。そのため、広域連合が賦課して市区町村が徴収するというような役割分担もなく、各23区が保険料を賦課して徴収を行います。

東京都23区の統一保険料方式は高齢者に限定するものではなく全年齢層に適用するものですが、保険証の発行や保険給付の手続き等も各区が行っており、厚生労働省の素案として報道された内容の考え方と類似しています。

現在の広域連合による運営方法では、保険証等の発行は資格を管理する広域連合が行い、保険証の引き渡しは窓口事務の一環として市区町村が行う二重構造になっているため、広域連合と市区町村の間で個人情報のやり取りが必要となっていますが、23区の運営方法では資格の管理を各区が行うため、保険証等の発行も各区が行い、住民情報のやり取りを行う必要はありません。保険料率を統一する以外は、各区が保険者として自主的・自立的に運営する方法であるため、地域の実情に応じた効率的かつ柔軟な対応が可能となります。

各都道府県内で65歳以上の高齢者の医療給付費を対象に統一保険料方式を適用することで、各都道府県内で、同一所得、同一世帯構成であれば、同一の保険料にすることができます。

都道府県内の統一的な保険料率の基準を策定するだけの役割であれば、東京都23区が２名の職員体制で対応している例を参考として、広域連合のような組織を設ける必要はなくなり、都道府県が現在行っている財政調整事務の一環に含めて対応することも検討できる余地が出てくると考えられます。

各市区町村については、統一保険料率の基準に基づき保険料の賦課・徴収をはじめ、給付の事務等、給付と負担の一体性の確保を図りながら、保険者として自主的・自立的な事業運営を行うこともでき、住民にとって身近な窓口ともなることができます。

２　なぜ国保へ移すのか

報道された新制度案では、65歳以上の高齢者をほぼ全員、国保へ移すこととしています。ただし、被用者保険の本人だけは被用者保険に残れるよう考慮するともしています。

なぜ、全員が国保へ移ることになるのでしょうか。これには二つの理由が考えられます。

一つは、被保険者の資格情報が市区町村の住民基本台帳とリンクしていることがあります。そのため、住民基本台帳に掲載されている65歳以上の人はすべて、職権で国保の資格を付与することができるよう整備することで容易に資格情報を得ることができます。

このことについては、現在の47都道府県に設置された後期高齢者医療制度を解散して、国保へ移す場合、約1800の市町村国保へ戻すのは大変なため、47都道府県国保を実現した上で一本化した方が効率的である、という意見に対する答えにもなります。すなわち、広域連合は各市区町村から住民情報をもらって資格の管理を行っているため、市区町村に戻すことは決して大変なことではなく、むしろ、市区町村は広域連合に情報を提供する必要がなくなるため、事務が効率化できるのです。一方、都道府県が保険者となって資格の管理を行う場合は、市区町村にとっては情報提供を行う先が広域連合から都道府県に変わることになり、結局は事務が残ることになります。

自治体においては、住民基本台帳の情報を基盤として、被保険者の資格を管理することができるため、情報の一元化を図ることができますが、被用者保険に戻る場合は、本人が手続きを行う必要があり、一律全員を国保へ移す場合と比べて、大変になります。つまり、報道された新制度案では、円滑に資格情報を移行できるメリットがあります。ただし、年齢で保険が変わることは、これまで述べたとおり年齢差別となるデメリットがあります。

二つめの理由として考えられることは、市町村国保の場合は被扶養者から被保険者に変わることになるため、賦課は世帯単位で行いますが、一人ひとりから保険料を徴収することができる点です。

高齢者医療制度検討会では、65歳以上の被扶養者が被用者保険に戻った場合、被扶養者の医療給付費を賄うために、65歳以上の被扶養者を扶養する被用者本人の総報酬に対して割り増しが必要となる保険

■図表4-1-2
後期高齢者医療制度において負担することとなる保険料相当額を割増保険料率とする場合
○均等割保険料の平均額（年額）41,500円…①
（被扶養者は所得割を負担せず世帯としては軽減世帯に該当しないと仮定）

		協会けんぽ	組合健保
65歳以上被扶養者を扶養する被用者本人の1人当たり平均総報酬	②	410万円	610万円
割増保険料率（被扶養者1人あたり）	①／②	1.0%程度	0.7%程度

（出所）厚生労働省　高齢者医療制度検討会『第5回検討会資料』を一部修正

料率を試算しています。試算の結果では、75歳以上の医療給付費に5割の公費負担を投入しても、協会けんぽの場合9％程度、組合健保の場合7％程度の上乗せが必要であるとしています。

一方、65歳以上の被扶養者が被保険者となり、全国平均の均等割額4万1500円を支払った場合は、被扶養者を扶養する被用者本人の割増負担は協会けんぽで1％程度、組合健保で0・7％程度と試算しています（図表4－1－2）。こうした試算を踏まえれば、市町村国保に移った被扶養者が被保険者に変わることになるため、財源として保険料を確保できるという意図がうかがえます。

しかし、年齢差別の問題を解決するのであれば、原則65歳以上を市町村国保へ移すこととした上で、希望により被用者は本人も被扶養者も被用者保険に戻れる方式がもっとも望ましいと考えます。

3　新高齢者医療制度の財源構成

報道された65歳以上を対象とする新たな高齢者医療制度の保険財政は、65歳未満の保険財政と別勘定にした上で、後期高齢者医療制度の財源構成を下敷き

■図表4-1-3　2009年度予算ベース

後期高齢者医療制度（A）

11.4兆円	国 2.7兆円	調整交付金 1.0兆円	都道府県 1.0兆円	市町村 1.0兆円	
	支援金 4.6兆円				保険料 1.1兆円

前期高齢者医療制度（公費を5割投入すると仮定した場合）（B）

5.2兆円	公費 2.6兆円	
	支援金 1.6兆円	保険料 1.0兆円

後期高齢者の財源構成で合算した場合（A＋B）

16.6兆円	公費 8.3兆円（50％）	
	支援金 6.2兆円（37％）	保険料 2.1兆円（13％）

として引き継ぐ内容になっています。

現在の後期高齢者医療制度の財源構成のまま、対象年齢を65歳にまで引き下げた場合の全体フレームをみると、２００９年度予算ベースで16・6兆円（後期高齢者医療制度11・4兆円、前期高齢者医療制度5・2兆円）となります（図表4－1－3）。

これまで前期高齢者医療制度に公費が入っていなかったため、公費を5割入れるようにすれば財政状況が改善し、保険料の負担が大幅に減少します。

全体の16・6兆円を公費5割、保険料5割で按分するため、公費負担も保険料負担もともに8・3兆円となります。なお、後期高齢者医療制度の場合、現役並み所得者の医療給付費は公費負担の対象外となっているため、実際は8・3兆円より下がります。しかし私は、現役並み所得者の医療給付費にも公費を投入する必要があると考え、ここでは単純に折半しています。

公費負担については、これまで前期高齢者医療制度に公費負担が入っていなかったため、純粋に2・6兆円増加します。その結果、現役世代が負担する拠出金と65歳～74歳の人の負担する保険料が半分に減少します。(2)

■図表4-1-4

ケース①　後期高齢者医療制度ベース（$\frac{3}{12}$:$\frac{1}{12}$:$\frac{1}{12}$:$\frac{1}{12}$）

国 4.1兆円	調整交付金 1.4兆円	都道府県 1.4兆円	市町村 1.4兆円
支援金 6.2兆円			保険料 2.1兆円

ケース②　介護保険制度ベース（25%:12.5%:12.5%）

国 4.1兆円	うち 0.84兆円	都道府県 2.1兆円	市町村 2.1兆円
支援金 6.2兆円			保険料 2.1兆円

ケース③　調整交付金を別にする場合（25%:5%:10%:10%）

国 4.1兆円	調整交付金 0.84兆円	都道府県 1.68兆円	市町村 1.68兆円
支援金 6.2兆円			保険料 2.1兆円

そこで、増加した2・6兆円分の公費負担をどのように調達し、だれが負担するか、という問題が生じます。2・6兆円はちょうど消費税1％分に当たりますが、新政権の方針では1期4年は消費税の増税を行わないとしています。無駄を徹底的に削減して予算を確保するか、国債の発行等により調達することになります。

だれが負担するかの問題について、納税者の問題は別として行政主体でみた場合は、国、都道府県、市区町村が公費を負担します。後期高齢者医療制度の場合の按分方法では、国12分の4、都道府県・市区町村各12分の1となっているため、国が1・8兆円の増、都道府県・市区町村が各0・4兆円の負担を増やすことで2・6兆円を確保することができます（図表4－1－4のケース①）。

按分方法についてさまざまなバリエーションを考えることができますが、介護保険と同様の按分方法では、国が2分の1、都道府県・市区町村が各4分の1を負担することになるため、後期高齢者医療制度の方式に比べて、国の負担が減り、都道府県や市区町村の負担が増加します（図表4－1－4のケース②）。

都道府県や市区町村の公費負担が増加することに対し、地方財政措置や税源移譲の問題が生じてきます。

■図表4-1-5　前期高齢者医療制度を拡大した場合（ケースⅠ）と
後期高齢者の医療給付に公費5割を投入した場合（ケースⅡ）の案

前提条件　○現行の後期高齢者医療制度の加入者は、後期高齢者医療制度導入前の制度に加入するものとし、前期高齢者の財政調整の仕組みを75歳以上にも拡大して適用。
○高齢者の医療給付に対する公費負担については次の2ケースを仮定。
ケースⅠ：高齢者の医療給付に対して5割の公費負担なし
ケースⅡ：現行の後期高齢者医療制度の医療給付に対して5割の公費負担（現役並み所得者の公費負担なし）

		被用者保険	協会けんぽ	組合健保
65歳以上医療給付に係る負担（5割公費を除く）〈65歳以上給付費+給付金〉	ケースⅠ　①	9.4兆円	4.7兆円	3.6兆円
	ケースⅡ　②	6.5兆円	3.2兆円	2.5兆円
総報酬	③	196兆円	78兆円	88兆円
保険料率換算（5割公費を除く）	ケースⅠ①／③	4.8%［4.4%］	6.1%［5.2%］	4.0%（2.2%～6.8%）
	ケースⅡ②／③	3.3%［3.1%］	4.1%［3.5%］	2.8%（1.5%～4.7%）

注1：協会けんぽの保険料率換算の［　］内は納付金に係る協会けんぽの国庫負担分（75歳以上分の16.4%及び75歳未満分の13%）を除いたものである。
2：組合健保の（　）は、健保組合の保険料率換算について、加入者1人当たり総報酬の格差による変動範囲を粗く計算したものである。
3：現行の後期高齢者医療制度の給付に対する公費（支援金に対する公費及び保険料軽減等に対する公費を除く）は、現役並み所得者には公費がつかないことから後期高齢者医療制度の給付費に対する割合は46%（2008年度）となっている。したがって、今回の試算においては、公費割合を46%とした。
4：納付金は、2008年度における前期高齢者納付金及び2008年3月分の老人保健の給付費及び拠出金を年度換算したものを基礎に算出。
5：総報酬は2008年度の総報酬を基礎に75歳以上の被保険者本人が後期高齢者医療制度導入前の制度に加入することにより1%増加すると仮定した

（出所）厚生労働省　高齢者医療制度検討会『第5回検討会資料』を一部修正

私は第2章で述べたとおり、調整交付金の機能を調整する観点から、公費で賄う5割分の負担については、国から地方への財源措置を講じた上で、2008年度における前期・後期高齢者医療制度の決算額の実績に基づき、国30％、都道府県10％、市区町村10％を基本にすべきと考えます（図表4－1－4のケース③）。

一方、保険料2・1兆円、支援金は6・2兆円で、全体に占める割合は保険料が1・3割、支援金が3・7割となります。前期高齢者のみでみれば医療給付費に占める保険料の割合が約2割になっていますが、後期高齢者と合算することで全体の1割程度に落ち着きます。

その上で、保険者間における負担の不均衡を是正するための拠出金を算定するに当たり、国保と被用者保険の間では人数による按分とし、被用者保険者間においては総報酬割による按分とすることで、保険者間における負担の均衡を確保する必要があります。

一方、２００８年に設置された高齢者医療制度検討会では、公費の負担を増やさずに前期高齢者医療制度をそのまま75歳以上に拡大する案も検討されていました（図表４－１－５ケースⅠ）。

この場合も、保険者間における負担の不均衡を是正するための拠出金を算定するに当たり、国保と被用者保険の間では人数による按分とし、被用者保険者間においては総報酬割による按分とすることで、保険者間における負担の均衡を確保することができます。しかしその場合は、前期・後期の高齢者に対する医療給付費に拠出する保険料分が協会けんぽで６・１％、組合健保で４・０％にも上ります。後期高齢者に対する公費負担50％を残したままのケースⅡと比べ保険料が１・５倍程度増えます。

■図表4-1-6
前期高齢者医療制度に公費を入れない場合の財源構成（2009年度予算ベース 総額16.6兆円）

支援金 8.3兆円（50%）	
公費　5.7兆円（34%）	保険料 2.6兆円（16%）

高齢者医療制度検討会の中では、後期高齢者医療制度と前期高齢者医療制度を統合した場合は、被用者保険の総報酬に対し平均３・３％分の保険料が必要であると試算され、被用者保険の保険者間で保険料率に約３倍の開きがあることを考慮し、保険者間の財政力の不均衡を是正して均等に３・３％分を賄うべきとの意見が出されました。

仮にケースⅡのように前期高齢者医療制度に公費を入れず後期高齢者医療制度と統合すれば、公費と支援金の負担割合は逆転します（図表４－１－６）。概ね支援金５割、公費３割、保険料２割という財源構成です。

公費負担を増やすことは難しい問題ですが、公費と支援金の負担割合が逆転する状況は他の制度との整合がとれないため、65歳以上の新たな高齢者医療制度を創設する場合は、一律50％分は公費を投入することとし、財源調達の在り方は増税も含めて、国民的な議論を醸成しながら、最終的に政治決着するのが望ましいと考えます。

4　公費の投入基準

保険医療制度には多額の公費が投入されています。２００８年度の決算額は7・1兆円で、医療保険制度全体で収入総額に占める割合は約2割となっています。また、今後もさらに公費負担を増やすかどうかが議論の焦点になり、特に国庫負担の在り方が注目されています。

現在、国からの公費が投入されているのは、市町村国保、国保組合、協会けんぽ、後期高齢者医療制度です。一方で、組合健保（一部を除く）や共済組合には基本的に国費が投入されていません。しかし、明確な公費の投入基準は定められていないというのが実態です。

後期高齢者医療制度の場合は、所得区分一般（1割負担者）の医療給付費にのみ公費が投入され、現役並み所得者（3割負担者）の医療給付費に公費は投入されていません。市町村国保の場合、国や都道府県からの公費を投入するのに、このような区分けはなく、全体の5割を負担しています。

後期高齢者医療制度の場合、一般と現役並み所得者という所得区分は、公費の投入基準というだけでなく、一部負担金の割合である1割・3割の判定や、高額療養費の適用区分等にも活用されています。

市町村国保や被用者保険の場合、後期高齢者医療制度とは異なる基準の所得区分により、高額療養費や入院時生活療養費等の適用区分を判定しています。

現役並み所得者の判定基準について、70歳以上のすべての人は後期高齢者医療制度や市町村国保の場合、課税所得額１４５万円以上に該当すると現役並み所得者に判定されます。被用者保険の場合、標準報酬月額28万円以上が現役並み所得者となります。被用者保険の基準である標準報酬月額28万円とは、課税所得額１４５万円に当たります。ただし所得基準に該当しても、収入でみた場合、国保・被用者保険ともに単身世帯で年収３８３万円未満、複数世帯で年収５２０万円未満であれば現役並み所得者とはならず一般となります。この判定基準は２００６年10月から適用されていますが、それ以前は収入基準が各１００万円程度高くなっていました。

判定基準の作成は、２００４年度における政管健保の「標準報酬総額」を基準としています。当時の政管健保の標準報酬総額は３８６万円だったため、それを基準として給与控除１３１万円、基礎控除33万円、配偶者控除33万円、社会保険料控除44万円を差し引き、課税所得額１４５万円を算出しています。

年収基準については、課税所得額１４５万円からの積み上げで、逆算して決定しています。

単身世帯の年収３８３万円については、給与収入１８２万円、年金収入２０１万円の合計額で、給与控除73万円、基礎控除33万円、社会保険料控除11万円、年金控除１２０万円を差し引き、課税所得額１４５万円となります。

複数世帯の年収５２０万円については、給与収入２４０万円、年金収入２８０万円の合計額で、給与控除90万円、基礎控除33万円、配偶者控除38万円、社会保険料控除14万円、公的年金控除199万円を差し引き、課税所得145万円となります。

2008年度における協会けんぽの標準報酬総額は385万円で、2004年度からほぼ変わっていません。なお、組合健保は554万円、共済組合は681万円となっています。市町村国保は、2006年度166万円で、協会けんぽの半分にもなりません。

現役並み所得者の基準の根拠となる協会けんぽに対し、健康保険法により国は16・4%~20%の範囲内で公費を投入することが規定されています。この公費の補助率は健康保険法に規定が定められた1980年当時の負担状況から裁量の余地の幅を設けて定められたもので、明確な基準を持って規定されたわけではありません。

協会けんぽに公費を投入する以上は、後期高齢者医療制度の現役並み所得者の医療給付費にも公費を投入しなければ整合性が図れないと考えます。新たな制度からは現役並み所得者の医療給付費にも公費を投入し、制度間の整合性を図る必要があります。

逆に公費を投入しない場合は、組合健保の標準報酬総額554万円を基準として、公費を投入しない基準を設けることで整合性を図ることができます。その場合、現役並み所得者の判定基準は、組合健保の平均報酬554万円を基準として作成することになります。

なお、国保組合に対しては、公費の一つとして組合特別調整補助金が投入されています。2007年度の実績で229・5億円の補助が行われていましたが、そのうち191億円が特別加算として算定されています。この特別加算は、組合の管理運営状況や医療費・適用適正化事業の状況を5段階で評価し交付するもので、対前年度比で最大10％の上乗せがあります。この補助金について、朝日新聞は財政力以外の特別の事情を考慮した補助金で、補助率が保険医療機関等に支払う医療給付費の55％を上限としているにもかかわらず、実際は上限の55％を超える国保組合が１６５組合中で19組合あり、「黒字続きで多額の剰余金を保有する国保組合に対する隠れ補助金」とも報道しています。(3) 公費の投入に当たっては明確な基準に基づき、より一層の公平な配分が求められます。

5　給付と負担の公平化に向けて――高齢受給者の廃止

新高齢者医療制度では保険財政の仕組みだけでなく、65歳以上の給付と負担の関係も整理することで、公平化・平等化を図ることが必要であると考えます。

現在、法律上の給付割合は、65歳～69歳は7割（3割負担）、70歳～74歳は8割（2割負担）、75歳以上は9割（1割負担）となっており、5歳刻みで1割ずつ負担割合が違っています。この5歳刻みの違いは70歳以上の人を対象とする老人医療費無料化が始まったときの名残なのか、あるいは２００２年の法改正により老人保健制度の対象年齢を70歳から75歳に引き上げたときの経過措置の継続なのか、70歳での線引きが影響しています。老人保健制度の対象年齢を引き上げた際、70歳～74歳の対象者を高齢受給者としました。今も、「高齢受給者証」が発行されています。

2006年の健康保険法の一部改正により、70歳~74歳の高齢受給者は2008年度から病院等の窓口で支払う一部負担金の割合を2割に引き上げることが決定していました（現役並み所得者の場合は3割負担）。しかし現在、高齢受給者については法律上の負担割合は2割負担としたまま、実際の窓口負担は1割に据え置かれているため、医療保険から8割が給付され、残りの1割分を国が公費で負担し続けています。(4)

高額療養費制度の自己負担限度額についても、法律上は、65歳~69歳、70歳~74歳、75歳以上と5歳刻みで異なる基準となっていますが、70歳~74歳の高齢受給者は、法律の規定で一般の人に適用する基準の引き上げが凍結されているため、現在は75歳以上の後期高齢者と同じ基準が適用され、ここにも国の予算が投入されています。

また、入院した時の食事代である入院時食事療養費についても、70歳以上と70歳未満では低所得者の基準が異なります。これも70歳以上の高齢受給者は、75歳以上の後期高齢者と同じ基準が適用されています。ただし、療養病床に入院した場合の食費と居住費である入院時生活療養費は、65歳以上から同じ基準となっています。こうした基準のバラつきを整理し、65歳以上で統一した基準を策定する必要があると考えます。

まず、負担割合については、すべて1割負担（9割給付）に統一したいところです。ところが他方で、小学校就学前の子どもは乳幼児であっても原則として2割負担（8割給付）であり、75歳以上だけが1割負担（9割給付）となっています。そこで、国民全体の整合性、かつ、保険財政の状況を踏まえ、小学校就学前の子どもと同様に、65歳以上は一律2割負担（8割給付）で統一することにして、国民の理解を求めるのが望ましいと考えます。これに伴う健康保険法の改正により、高齢受給者制度は廃止します。なお、現役並み所得者は3割負担（7割給付）としますが、その判定基準は組合健保の平均報酬を参考として、５５０万円程度まで引き上げ、所得基準も現行の2倍程度（約３００万円）まで引き上げるべきと考えます。その上で、判定基準は収入基準を廃止し、所得基準に限定する方がわかりやすくなります。

しかし、この改正内容では65歳〜69歳は一部負担金の割合が1割減少しますが、75歳以上については一部負担金の割合が1割増加することになるため、受給抑制が懸念されます。そこで、高額療養費制度の自己負担限度額を整理します。具体的には、65歳以上で統一した上で特に低所得者の基準額を引き下げるとともに、一般所得者の基準額を1区分から2区分に分け、現在の4段階から5段階に変更して、きめ細かく実質的に負担の軽減を図るよう配慮する必要があります。また、入院時食事療養費の自己負担限度額についても、70歳以上の基準を65歳まで引き下げて統一します。

これらの改正により、一時的に窓口で支払う額は増えますが、最終的に償還されるため負担は軽減されます。また、65歳以上のすべての高齢者については、一部負担金の割合、高額療養費の自己負担限度額の基準、入院時生活療養費・入院時食事療養費の自己負担限度額の基準が統一化されることになり、負担と給付の関係もわかりやすく、公平化・平等化の実現へと結びつけていくことができます。

これからの医療保険制度は、年齢による負担と給付の格差をできる限り解消し、全年齢層を通じて、所得によって負担と給付の公平化・平等化を図るよう見直す必要があると考えます。それについては、詳しくは第5章で述べていきます。

【注】

（1）国民の納得と信頼の得られる制度の検討を目的として、厚生労働大臣の下に設置された有識者の会議（委員19人）、２００９年10月28日設置。

（2）高齢者医療制度改革会議の資料によると、被用者保険の保険料負担は1・7兆円減り、市町村国保の保険料負担は0・5兆円増えると試算されています。

（3）法定積立金の1・5倍程度を保有しています。

（4）第2次補正予算では、２００９年度の不足分と２０１０年度の必要額として２０７５億円を計上しています。

第2節　都道府県国保の実現

1　市町村国保の広域化

市町村国保の再編・統合については、2003年3月に閣議決定した「医療保険制度体系及び診療報酬体系に関する基本方針」において、都道府県と市区町村が連携して保険者の再編・統合を計画的に進め、広域連合等を活用して都道府県単位でより安定した保険運営を目指すこととされていました。

一方、1999年、2004年と続く合併特例法の改正により、地方分権と合わせて、市区町村数を1000とする目標を掲げて平成の大合併が推進され、1999年に3232あった自治体数は、2010年3月末時点で約47％減少して1728となり、政令指定都市は2010年度から19市となりました。これに伴い、市町村国保の規模の拡大、広域化も進んでいます。

平成の大合併は、自治体の自治能力の強化、住民サービスの向上を目的としていましたが、東京都あきる野市では、合併後2年を経て合併前の負債と医療費の増加が影響し、国保料が値上げに転じて、サービスが低下したといわれています。

合併したから直ちに財政基盤が安定するわけではありません。他の合併市区町村でも同じように一定期間が経過した後、医療費の増加を理由に保険料を値上げしています。市町村国保を都道府県単位化しても保険料の値上げは起こりえます。

市町村国保を広域的に運営している団体に、御坊市外三ケ町国民健康保険事務組合（和歌山県）があります。御坊市外三ケ町国民健康保険事務組合では、日高川町が脱退を決め、事務組合そのものの解散が議論されています。脱退を決めたのは保険税の負担が大きいためで、町単独で国保事業を行うことにより、1人当たりの保険税を約1万円安くできるといいます。

空知中部広域連合（北海道）は、２００1年4月から国民健康保険、介護保険、老人保健制度の3事業を行っていましたが、２００8年4月から老人保健制度が廃止され、国保と介護の二つの保険を運営しています。

国保再編・統合推進委員会において、空知中部広域連合に対し、広域的な運営に関してヒアリングを行ったところ、国保料の統一化の難しさ等が問題として取り上げられています。その一つに、広域連合では国保税を賦課・徴収できないことがあります。全国の市町村国保では、国保料より国保税を採用しているところが多くなっています。しかし、地方税法上、広域連合には国保税の課税権がなく、賦課も徴収もできません。都道府県内で統一し、広域連合が賦課する場合には保険料となります。そのため、広域化しても市区町村に国保税の賦課・徴収権限を残し、市区町村が保険税を徴収した上で負担金として広域連合に納める方式が採られることになります。

国保税は1952年の地方税法改正から始まりましたが、佐口卓氏は著書『国民健康保険』で「国保税の創設は、保険料の徴収成績を上げることであった。ただこの国保税は、国保財政の安定がみられるならば元の保険料に戻すという当面の応急策だった」と述べています。国保税の創設は当面の応急策として始まりましたが、今日、国保税を活用する市町村国保の方が多数を占める実情があります。その理由に当たることとして、空知中部広域連合は「税」と「料」の感じ方の違いを指摘し、収納率に及ぼす影響を懸念していましたが、保険税と保険料との間では時効が5年と2年で異なるとともに、税の方が滞納処分時の先取特権の順位が高く、市区町村において税の徴収部門として組織を効率化できる等のメリットがあります。

実際に保険税と保険料の違いによって、収納率の格差がはっきりと生じている実態はみられませんが、保険料の徴収には相当の努力が求められることになります。そのため、保険料の徴収はできる限り被保険者の身近で行う方が有利となりますが、広域化することで被保険者から遠い存在になるというデメリットがあります。

2　国保財政の基盤強化と都道府県単位化

これまで、市町村国保の広域化が行われた事例や後期高齢者医療制度が始まる過程において、保険料の値上げという問題が避けて通れなかった経緯を考えると、都道府県国保を実現する場合、保険料の引き上げという問題に直面することは明らかであると考えます。

これまでの市町村国保では財政基盤の強化と市町村国保の都道府県単位化の一環として、国民健康保険法に基づき、都道府県内で負担の不均衡を是正する「高額医療費共同事業」と「保険財政共同安定化事業」を実施してきています。

高額医療費共同事業とは、1件80万円を超える医療費を対象として、80万円を超える部分について、医療費の実績に基づき、都道府県内の市区町村で拠出金を出し合い、助け合う仕組みです。拠出金には、国と都道府県から4分の1ずつの補助金が出ています。2003年4月から拡充して制度化されました。

また、保険財政共同安定化事業とは、1件30万円を超える医療費を対象として、8万円を超え80万円までの部分について、医療費の実績と各市町村国保の被保険者数に基づき、都道府県内の市区町村で拠出金を出し合い、助け合う仕組みとなっています。こちらには国や都道府県からの補助金は出ていません。2006年の医療制度改革により、市町村国保の都道府県単位化の一環として始まりました。

厚生労働省は2010年度から、保険財政共同安定化事業については都道府県の権限を強化して、都道府県の判断で対象医療費を1円から30万円の範囲で引き下げることを可能にしています。もし、都道府県の判断により、保険財政共同安定化事業の対象医療費が1円まで引き下げられれば、1円から80万円までは都道府県内の市区町村で負担の不均衡を是正する財政リスク構造の調整が行われることになります。このように、実際に市町村国保を都道府県単位で運営する場合は、市町村国保の体制を残したまま、財政調整を行う方式で実現する方法があります。

私は、新高齢者医療制度の実現に当たっては、この方式で市町村国保の都道府県単位化を図るのが望ましいと考えますが、一方で、完全に都道府県または広域連合等が保険者となって、都道府県国保として実現する場合もあります。その場合、都道府県内で保険料の算定方法を統一化するかどうかという課題があります。

現在、市町村国保では国保料を賦課する算定方式に、所得割、資産割、被保険者均等割、世帯別平等割の組み合わせにより、四方式、三方式、二方式[1]とバラつきがあり、都道府県内であっても統一されていないのが実情です。そのため、広域連合を活用して広域化した地域では、算定方式の統一化が難しいため、保険料の賦課を市区町村に残したまま広域的に運営する方法が採られる場合があります。

後期高齢者医療制度では都道府県単位での運営を実現するため、保険料は均等割額と所得割額を基本とし、資産割は使わないものとしました。その理由は、地方において県庁所在地と山村や離島等との間で不動産の価格差が大きく、都道府県単位で単一の資産割率を定めると、負担が都市部に偏りすぎるからであるとされています。後期高齢者医療制度では、保険料の算定方法を均等割額と所得割額だけに変えた結果、資産割を使っていた地域では、変更に伴い保険料が安くなる傾向がみられました[2]。

都道府県国保を実現した場合、所得割と均等割で賦課する二方式に統一するのが適切であると考えますが、都道府県ごとに地域の実情に応じて決めていくのが望ましく、都道府県内で統一するには相当の調整が必要となります。そのため、保険料の賦課方式は都道府県単位で統一せず市区町村ごとに行い、財政安定化共同事業の対象医療費を拡大する等、財政リスク構造の調整方式により、実質的に一元化する選択肢も残されることになるだろうと考えます。

3　都道府県の役割と保険者

都道府県国保を実現する場合、都道府県が保険者になるべきでしょうか。

保険者とは、保険料を徴収して、保険給付を行う機関をいいます。保険給付を適切に行うため、資格の確認やレセプトの点検等も行っています。そのほかに病院の運営や特定健診・特定保健指導の役割も担う等、保険者の役割が拡大し、保険者機能の強化が図られています。

一方、都道府県は医療や福祉等の基盤を整備し、保険者の支援等を通じて、住民の健康増進を図る観点から、総合的な保健医療政策の取り組みを役割としています。

都道府県を保険者にすべきとする意見には、都道府県単位で保険を運営することで保険財政の安定化や、医療・保健・福祉との連携・一体性を確保することができるという主張があります。都道府県単位で保険運営を行うのであれば、都道府県が保険者となる方が住民にわかりやすいという意見もあります。

都道府県は、医療計画を定めて地域の実情に応じた医療提供体制の整備を行ったり、介護保険事業支援計画や地域ケア構想等を策定して介護保険施設の整備を進めたり、健康増進計画を定めてポピュレーションアプローチとしての普及啓発等、健康施策を総合的に推進していてます。また、市町村国保の保険者間の財政調整や、保険医療機関等に対する指導・監査の役割も担っています。都道府県は保健医療政策の主体として、総合的な調整機能を果たすことが求められています。特に、医療法人の設立や病院、診療所の開設、病床の増加等の許可権限は都道府県にあり、保険給付に不可欠な医療提供体制の整備は都道府県が担っています。(3)

医療提供体制の整備には、救急医療や周産期医療、小児医療、居宅における医療の確保、医療連携、医療従事者の確保等が含まれ、都道府県は単に体制の整備だけでなく、医療の安全確保や監視等に関しても強い権限を持ち、患者や家族等の苦情にも応じて助言を行うとともに、病院選びの支援としての情報提供等も行っています。こうした都道府県の役割は、本来、保険者の役割・機能であってもおかしくないものですが、現在、保険者は都道府県が整備した医療提供体制の基盤の上で、保険給付を行っています。

過去、都道府県は保険者とはならない立場を主張してきましたが、今日、都道府県が保険者となる方向の意見も出てきています。たとえば京都府は、２００９年度「あんしん医療制度研究会」を設置し、市町村国保を都道府県単位で一元化する提言をまとめた案を示しています。その中で、保険者には都道府県とする案と、都道府県と市区町村で構成する広域連合とする案が併記されました。提言では都道府県と広域連合を比較した場合、保健医療政策との一体性が確保できることや、住民との距離が近いこと、意思決定が迅速にできること等において、都道府県の方が有利とされています。

これまで都道府県は住民の基礎的な個人情報がないことや、医療保険事務のノウハウがないこと等を理由に挙げて保険者とはならないとしてきましたが、これらは解決可能な課題です。たとえば、都道府県が保険者となった場合は、市区町村職員との人事交流や、都道府県民税と同様に保険料の徴収を市区町村の自治事務、あるいは第2号法定受託事務とすること等が解決策として見込まれます。このように保険運営を行う区域と行政区域が同一であることや、保健医療政策との一体的な推進等の観点から都道府県を保険者とするのが望ましいということになります。

さらに広域連合を設立する場合は総務部門や行政委員会、議会を新たに設ける必要が生じますが、都道府県にはそうした組織がすでに備わっており、行政組織の効率化にもつながります。

4　都道府県国保のイメージ

将来的に地域保険として一元的な運用を図ることを考えた場合、第1ステップにおけるゴールの一つの選択肢として、後期高齢者医療制度を廃止するとともに、市町村国保も廃止して都道府県単位に再編する都道府県国保の実現が挙げられます。約3600万人の被保険者を擁する約1800もの市町村国保の保険者が、47の都道府県国保に統合・再編される一大事業となり、後期高齢者医療制度とも完全に一本化した場合は、約5000万人の被保険者を有する唯一の地域保険となります。

仮に新高齢者医療制度が年齢リスク構造調整方式を採用し、後期高齢者医療制度の被保険者約1300万人のうち被用者については、希望により元の被用者保険に戻れるようにした場合は、被用者保険本人約35万人と、被扶養者約185万人の計約220万人が減少し、約4700万人の規模となります。いずれにしても全国民の約4割が加入する最大の保険者グループです。

厚生労働省保険局国民健康保険課の伊藤善典課長は、2010年1月のセミナーにおいて「国保を都道府県単位化するというしっかりとした枠組みをつくれるのであれば、法改正して、平成25年度から実施することもあり得る」と述べた一方、枠組みをつくれなかった場合は、「広域化等支援方針により、広域化を進めていく」と二段構えの姿勢をみせています。

広域化等支援方針とは、市町村国保の都道府県単位化を後押しするため、都道府県が総合調整機能を発揮し、①事業運営の広域化、②財政運営の広域化、③都道府県内の標準設定（標準的な保険料算定方式、目標収納率等）について、3年～5年を期間として策定するものです。

都道府県国保の保険者については、本来、都道府県が保険者となるのが望ましいと考えます。しかし、保険者の広域化には財政の安定化という功績がある一方で、運営の画一化や住民から遠くなる等の罪過があります。また、都道府県が健康増進や医療提供体制の総合的な推進の役割を超えて、医療保険制度も守備範囲に加えることとする合意形成には時間を要すると考えます。

そこで、あと2年～3年で第1ステップとして都道府県単位化を実現する場合は、市区町村を保険者としたまま、財政調整の仕組み等を整備した上で事実上の都道府県単位化を実現するのが無難な着地点ではないでしょうか。また、あえて保険者を都道府県にしなくても、現在の保険財政共同安定化事業の拡大や、均一保険料方式の導入によって、市町村国保の財政規模を実質的に拡大し、財政の安定化を図ることができ、市町村国保の都道府県単位化を実現することができます。また、市区町村が保険者であることで地域の実情に応じた保険料でも保険税でも選択して、賦課・徴収することもでき、なによりも住民にもっとも身近な市区町村が保険料を賦課・徴収し給付を行うことが、保険者機能を発揮しやすい体制になると考えます。

伊藤国保課長は都道府県単位化したときに特に保険料の徴収や保健事業の実施について、これまでのように市区町村に努力してもらえないのではないかという心配の声があることを挙げ、「こうしたことにならないよう仕組みを考えていく」とも述べています。仮に都道府県が保険者となっても、実務上の観点から第2号法定受託事務として、市区町村が事務を担うことになることが十分考えられます。

効率的で効果的な医療保険制度の運営という観点から市区町村を保険者とした上で、現在の後期高齢者医療広域連合を発展的に解消して、都道府県国保広域連合に改組し、都道府県国保の運営主体、実質的な保険者に位置づけ、事務を共同処理する方式とすることが合理的な結論として導かれると推測されます。その場合、都道府県が推進する保健、医療、介護の取り組みと連携する協働体制づくりを構築することとし、都道府県国保広域連合には都道府県は加入せず、役割分担と財政負担を明確にすべきであると考えます。

都道府県が広域連合の構成団体になった場合は、レセプト情報等の必要なデータの収集や、医療費分析を容易に行うことが可能になるほか、都道府県が保険医療機関等に行う指導・監査等の役割も果たしやすくなったり、国の権限を受けられるようになったりできます。しかし、市区町村を保険者とする限り、広域連合は保険者の共同処理機関として保険者だけで構成するのが明確であり、都道府県の加入を図るよりも必要な権限を委譲して、保険者機能の強化を図ることが分権化の正しい方向性であると考えます。

また、市町村国保を都道府県単位化した場合は、保険者機能の強化の一環として広域連合（または保険者）自らがレセプト等の審査を行い、支払業務を行うべきであると考えます。(4) 都道府県間で行う全国決済も広域連合（または保険者）間で行うことにより、事務の効率化を図ることができます。

さらに都道府県国保の実現に当たり、非正規雇用と正規雇用で加入する医療保険制度が異なる構造を改めるべきであると考えます。政策研究大学院大学の島崎謙治教授は編著（岩村正彦共編著）『高齢者社会と法』の中で、「被用者保険と国民健康保険の2本建ての仕組みは基本的に維持した上で、非正規労働者の正社員化を図り、現在国民健康保険の対象となっている労働者をできるだけ被用者保険に移行させるなどの整理を行うことが現実的かつ妥当である」と述べていますが、それを一歩進めて、多様な働き方を認める日本社会の構築を目指し、1日でも雇用されれば被用者保険に加入するという待遇格差是正の医療制度改革が必要であると考えます。雇用の正規化を進めるよりも現実的であり、国際的にみれば常識的な改革であると考えます。

5　都道府県国保の財政

都道府県国保を創設する利点の一つとして、市区町村間における保険料の格差の解消がありますが、そのためには都道府県間における水平的な財政調整等の新たな財政制度の構築が求められます。

保険者規模の拡大と都道府県間の財政調整制度の仕組みにより、都道府県国保財政の安定が見込まれますが、その一方で現在の赤字構造のまま保険者を市区町村から都道府県に移すだけでは、47の巨大な赤字団体をつくりだすだけになる恐れがあります。特に市区町村ではここ数年、保険料の改定を行っていない団体が多く、法定外の一般財源が増え続けていることが火種となっています。

都道府県国保の財政は、65歳以上の高齢者医療費に対して、負担を公平に分担する新高齢者医療制度を組み込むと同時に、65歳未満の保険給付費についても、安定して財政運営できるよう再構築する必要があります。特に、これまで市町村国保の財政は、さまざまな改善や保険料軽減策等を講じてきた結果、複雑になってしまっており、国保財政をシンプルに分かりやすくする構造改革が求められています。そこで、都道府県国保の財政は市町村国保の財政と後期高齢者医療制度の財政を統合するかたちで、新たな財政構造の構築を目指す必要があります。

第17回医療経済実態調査で報告された『平成20年度決算の速報』によると、市町村国保と後期高齢者医療制度を合算した収入の決算状況は、保険料17％、国27％、都道府県8％、市区町村7％、後期高齢者支援金19％、前期高齢者交付金11％、退職者医療制度交付金4％、その他7％となっています。市区町村の7％には、赤字を補てんするため一般会計から法定外で繰り出している公費分（48％）が含まれています。その他の収入は、高額な医療費に対する共同事業の交付金がほとんどを占めています。これらの財源構成を整理すると、保険料5割（保険料17％、後期高齢者支援金19％、前期高齢者交付金11％、退職者医療制度交付金４％）、公費５割（国27％、都道府県８％、市区町村７％、その他７％）となります。

すでに述べたとおり後期高齢者支援金分や前期高齢者交付金分は、新高齢者医療制度の財源として、年齢リスク構造調整方式により交付される分として考え、65歳未満の保険給付費については、保険料５割、公費５割で構成した場合、公費の内訳は、国30％、都道府県10％、市区町村10％、を基本と考えます。これまで市区町村は保険料の軽減対策や未収分等を補てんするため、法定外で負担してきていましたが、市区町村の公費負担を法定化することを提案します。それに対し、都道府県及び市区町村の財政負担が増加するため、税源移譲により都道府県及び市区町村の財源を確保するか、地方財政措置が必要となります。

また、都道府県間の医療費水準と保険料格差の平準化を図るため財政調整を行うこととし、国の公費負担30％のうち５％分を普通調整交付金の財源とします。さらに、都道府県内における市区町村間の財政格差の均衡を図るため、都道府県の公費負担10％のうち５％分で市区町村間の財政調整を行う制度も設けます。国及び都道府県による二段方式の財政調整制度を行うに際して、都道府県間の所得係数と都道府県内の所得係数を活用します。

こうした財源構成は広域連合を実質的な保険者とした場合のものですが、一方で都道府県が保険者となった場合、現在、市町村国保の財政赤字を穴埋めするため、市区町村が毎年度４０００億円規模の持ち出しを行っていることに対し、市区町村からの持ち出しがなくなり、すべて都道府県の持ち出しになるのではないかという懸念があります。

現在、地方財政法第27条では、都道府県が行う土木その他の建設事業に対し、市区町村が受ける受益の限度において経費の一部を市区町村に負担させることができるとしています。都道府県が負担を求める場合、市区町村の意見を聞き、都道府県議会の議決を経て定めます。

仮に都道府県が保険者になった場合は地方財政法の例により、高齢者医療確保法の改正法等を行い、市区町村の財政負担を法律に定めることで市区町村も財政負担を負うことになります。財政負担の在り方を含めた法改正に向けての議論が必要です。

6　保険料の特例

後期高齢者医療制度では、高齢者医療確保法の附則第14条で、著しく医療給付費の低かった市区町村に対し、２００８年度から最大で6年間均一保険料率を適用せず、特例で保険料率を安くできる保険料の特例が認められています。

保険料を安くした結果、必要な収入が不足することになるため、穴埋め分として国と都道府県が2分の1ずつ公費で負担し、広域連合に交付しています。広域連合は一般会計で国及び都道府県からの負担金を収入し、後期高齢者医療特別会計に支出して補てんしています。

特例による減額は最大6年間適用されますが、保険料が2年ごとに改定される度に減額の幅が半分ずつ縮小していき、6年後には均一保険料率が適用されることになります。

不均一保険料率の特例が適用されるのは、後期高齢者医療制度の場合、２００３年度〜２００５年度の老人医療費が、都道府県の平均的な老人医療費と比較して20％以上低かった地域です。２００９年４月現在、27都道府県の99市町村で設定されています。

この特例は経過期間が終了すると均一保険料率が適用されることになりますが、これを経過的な措置とせず、恒久的な措置とする必要があります。恒久的な措置とは、定期的に不均一保険料の適用地域をローリングするもので、継続的に低医療費となっている市区町村であることが確認できれば、不均一保険料率を適用する特例地域に指定します。それは、医療費抑制策という視点ではなく、同じ都道府県内であっても、医療費の極めて高い地域があるため、都道府県単位で保険料率を均一化することにより、高医療費の地域に引っ張られて保険料が高くなることを緩和するためです。

市町村国保では、基準給付費の１１４％を超える高医療費市町村に対して、国保運営安定化対策を行っています。国保運営安定化対策とは、高医療費となる指定を受けた市区町村が「安定化計画」を策定し、保険給付費の適正化を図るものです。安定化計画に基づき、保険給付費の適正化を図ってもなお基準給付費の１１７％を超えた場合、１３０％を上限として１１７％〜１３０％の範囲内で保険給付費の６分の１ずつを国、都道府県、市区町村が公費で負担し、保険料の負担を軽減しています。２０１０年度は24道県にわたり、97市町村が指定されています。２００９年度から引き続き指定された市町村数は81団体、新規及び以前に指定されて再指定された市町村数が10団体となっています。

高医療費市町村の指定制度については、地方分権改革推進委員会が２００９年10月27日に提出した「第

3次勧告」で見直しの意見が提出されました。厚生労働省は勧告を受け、国保運営安定化対策を廃止するため、国民健康保険法等の一部を改正する法案を第174通常国会に提出しています。法案では指定市町村の安定化計画を広域化等支援方針に改めるとしています。この改正により、2010年の指定を最後に、2010年度の指定期間を経て、2012年度に公費負担を行ったところで対策は終了となります。ちょうど2013年度から新たな高齢者医療制度の開始とともに、市町村国保の都道府県単位化が始まる時期と一致しています。

しかし、市町村国保の都道府県単位化後においても、安定的な事業運営を行うためには高医療費の市町村が見込まれるため、公費負担を廃止するべきではないと考えます。

また、あわせて低医療費の市区町村にも公費を投入することにより、高医療費地域の水準に引き上げられないための緩和措置が必要となります。また、後期高齢者医療制度が2012年度で終了してしまう場合、不均一賦課の期間を1年残してしまうという問題もあります。

こうした点を踏まえ、都道府県国保の実現に当たっては、市区町村単位で医療費の適正化を図りながら、低医療費の市区町村には不均一賦課の特例を恒久措置として導入し、高医療費の市区町村には基準給付費の引き続き117%〜130%の範囲内で公費の投入を継続する必要があります。

【注】

（1） 保険料の算定方式と按分率は次のようになっています。①四方式（1474保険者）＝所得割（40%）、資産割（10％）、被保険者均等割（35％）、世帯別平等割（15％）、②三方式（314保険者）＝所得割（50％）、被保険者均等割（35％）、世帯別平等割（15％）、③二方式（45保険者）＝所得割（50％）、被保険者均等割（50％）。また、所得割の基礎となる所得は、全国の1763団体（97・8％）が「旧ただし書き」所得で、その他39団体が住民税方式等になっています。東京23区は、2011年度から旧ただし書き方式に変わります。

（2）資産割は土地や家屋を持つ人だけにかかるため、保険料が高くなる傾向があります。そのため、資産割をやめた場合、保険料が安くなる可能性が高くなります。

（3）保健所設置市や東京都23区は、市長（区長）が許可権者となっています。

（4）内閣府の規制改革会議では健康保険法上は保険者が直接レセプトを審査するのが原則であるにもかかわらず、厚生労働省の通知により「直接審査をする際には医療機関の同意が必要」とされているため、通知を撤廃し、直接審査ができるよう見直しを求めています。

第3節　広域連合

1　広域連合と広域行政

一般に、二つ以上の自治体にまたがる課題を共同して処理する仕組みを広域行政と呼んでいます。事務の共同処理方式としては、地方自治法により、広域連合のほか一部事務組合や協議会、機関の共同設置等が制度化されています。

後期高齢者医療広域連合は、高齢者医療確保法により、都道府県内のすべての市区町村が加入して設置が義務付けられた極めて特殊な広域行政のかたちとなっています。後期高齢者医療制度における広域連合の設置は、リスクを分散する観点から、都道府県単位における保険者の再編・統合の一環として検討され、実質的な保険者として医療給付や医療費の適正化等を行う責任と役割を有しています。

中央大学の佐々木信夫教授は著書『市町村合併』の中で、広域行政で期待できる行政サービスについて次の三つの類型を提示しました。

(1)目標設定型の広域行政：土地利用や環境政策においていくつかの自治体が共同で計画を作成し、到達目標の設定等を通じて問題解決を図ろうとする場合で、広域的な計画機能の発揮が期待できる。
⑵需要対応型の広域行政：ごみ処理やリサイクル、上下水道、消防等の行政需要に対し、いくつかの自治体が共同で処理した方が効率的とされる場合で、広域的な処理機能の発揮が期待できる。
⑶中間混合型の広域行政：住宅供給や道路整備、大型公共施設の建設等の施設整備について、いくつかの自治体が共同で対応しようという場合、あるいは既存の図書館や学校、集会施設、レンタル自転車の相互利用のような連携の場合で、広域的な計画機能と処理機能の双方が期待できる。

広域行政のかたちでもっとも多いのが一部事務組合で、２００８年7月1日現在、全国に１６６４の組織があります。共同処理のスケールメリットを生かし、ごみ処理や消防事業等を共同して効率的に行う⑵需要対応型が多いのが特徴です。

広域連合は、２００８年7月1日現在、全国に１１１の組織がありますが、後期高齢者医療広域連合の設置は新たな第4の類型であると考えます。それは、財政リスク分散の機能を確保しつつ、保険者の機能を共同し、行政処分の権限を保有させ、効率的な事務処理とともに都道府県内で均一のサービスを提供する「リスク分散型の広域行政」となります。１９９９年度は、介護保険制度の創設をきっかけとして、財政の安定化、保険料の平準化を目指し、広域連合の設立が全国的に増加しました。介護保険広域連合は48組織設立されています。

広域行政は、地方分権により国から地方自治体へと権限と財源が移譲されたことを受け、地方自治体として移譲された権限と財源を生かして、効率的な事務処理体制の整備や自治体間の連携を図る方法の一つとして促進されてきました。

広域連合は日本の地方自治制度という面からみたとき、新たな広域行政の枠組みとして、また、新たな行政サービスの効率的な供給単位として期待されています。

2　広域連合の制度化

広域連合は国からの権限移譲の受け皿になるとともに、広域連合から自主的に国や都道府県に対し権限の移譲を要請することもでき、権限の効果的な活用を通じて、より有効に広域行政需要に対応することができるよう制度化されたものです。

広域連合の制度化は、１９６２年の第８次地方制度調査会の「地方開発都市に関する答申」において、「一部事務組合よりも構成団体からの独立性の強い特別地方公共団体」として、「市区町村の連合体」が提言されたことに始まります。

翌年の１９６３年、第９次地方制度調査会が「行政事務再配分に関する答申」において、広域行政の要請に十分対処しうるものとして、新たな地方公共団体の共同処理方式の一つとして、「特別地方公共団体たる地方公共団体の連合の制度を創設する」ことを答申しました。

しかし、広域連合の制度化は広域行政の制度化としては不十分なものとして退けられ、１９７１年の法案については「自治体の自治権をはく奪し、ひいては第二次市町村合併、道州制につながるもの」という反対意見により、廃案となっています。

広域連合が制度化されたのは、１９９４年の地方自治法改正によるものです。１９９３年に出された第23次地方制度調査会の「広域連合及び中核市に関する答申」で、都道府県及び市区町村の区域を超える新たな広域行政の在り方として、広域連合の創設が適当であると答申されました。

この答申では、道州制導入の現実味が薄れ、むしろ、現実的な対応策として、道州制と同様の機能を補完する特別地方公共団体として、「広域連合制度が道州制に代替するものであることを、調査会自体が明らかにした」と考えられています。

道州制の代替である広域連合とは、どういう制度なのでしょうか。

広域連合は、都道府県同士による広域連合や、都道府県と市区町村による広域連合等、多様な連合方式が可能な制度です。たとえば、道州制で提案されるような南関東州のエリアで設立する南関東広域連合や、中国四国州のエリアで設立する中国四国広域連合等が可能となります。

また、広域連合は、国や都道府県から直接権限や事務の委任を受けることも、権限や事務の移譲を要請することをできる制度でもあります。市区町村が設立する広域連合の場合は都道府県の権限を、都道府県が加入して設立する広域連合の場合は国の権限の移譲を求めることができます。そのため、たとえば広域連合が保険者機能を強化したいと考えた場合、都道府県に対し、保険医療機関等に対する指導・監査権限の移譲を求めることができます。都道府県が権限の移譲を認めた場合は、一般的に議会の議決を経て事務処理条例を制定し、広域連合が処理するようにします。仮に、国からの権限が移譲される場合は、法令の制定等により行われることになります。

広域連合長や広域連合議員の選出については、直接選挙または間接選挙に限定しています。直接選挙とするか、間接選挙とするかは規約に定めます。広域連合は、長や議員を選挙するため、広域政府となる要素を持っています。

都道府県単位で保険を運営する場合、選挙で選ばれた知事のいる都道府県が保険者となるべきであるという意見がありますが、広域連合長も住民が直接選挙で選ぶことができます。公選による長を置き、広域政府として責任体制を確保することができるのです。

選挙するのは、広域連合区域の有権者です。有権者が存在するため、条例の制定改廃や議会の解散、長及び議員その他主要公務員の解職、事務監査を請求することができます（直接請求制度）。広域連合規約の変更も直接請求することができます。

広域連合は、地方自治法により設立後速やかに広域計画を策定する義務があります。広域計画により、広域連合が処理する事務だけでなく、構成する市区町村の事務も定められ、計画の実施に際して、広域連合が構成市区町村に勧告する制度があります。計画の遂行性、実行性を高めるための制度です。さらに、広域計画の遂行に必要な場合は、構成市区町村に対し、規約の変更を要請することもできます。市区町村は広域連合の要請を尊重し、必要な措置を講じなければなりません。

3　広域連合と道州制

広域連合の制度は、道州制の代替制度として始まった経緯がありますが、道州制の議論と広域連合の関係を考えてみたいと思います。

道州制については、２００６年２月、第28次地方制度調査会が「道州制のあり方に関する答申」を提出しています。この２００６年２月というのは、ちょうど医療制度改革関連法12法案が、第１６４回通常国会に提出されたのと同じ時期です。この国会で、北海道における道州制特区を進めるための法律案が提出されました。また、２００６年という年は、明治の廃藩置県により藩が廃止され、47都道府県が設置されて60年目の節目に当たります。

さて、答申では、道州制を導入する意義について、「道州制は国と基礎自治体の間に位置する広域自治体の在り方を見直すことによって、国と地方の双方の政府を再構築しようとするものであり、その導入は地方分権を加速させ、国家としての機能を強化し、国と地方を通じた力強く効率的な政府を実現するための有効な方策となる可能性を有している」と述べられています。広域連合は、広域政府となりうる可能性を有していますが、まさに国と地方の双方の政府を再構築しようとする試みの一つなのです。

また、道州の役割については、都道府県より大きな視野、規模で対応する広域行政課題に対処することとし、特に、社会資本形成、環境保全、交通基盤整備、観光振興、雇用政策等が挙げられています。

これまで、広域行政課題として医療保険の運営という記述はみられませんでしたが、医療保険はリスクを分散する観点から、広域的な行政課題に十分なりえます。あるいは、道州制が論議された時期と、後期高齢者医療制度を広域連合で運営することが決まった時期が同じであることを考え合わせれば、将来、医療保険は道州制で運営することを視野に入れて、その導入路として、広域連合の設置を義務付けたと考えることもできます。その意味からも、広域連合による医療保険制度の運営は道州制に向けた試金石であり、成否は道州制の議論に結びつくものでもあると考えます。

後期高齢者医療制度の導入に伴い、広域連合は法律の義務付けにより都道府県単位で設立されることになりましたが、広域連合制度をより生かすことができれば、関東広域連合や東北広域連合、関西広域連合のように地方単位で統合し、より広域的なエリアで医療保険を運営することができます。

具体例として、現在、関西の7府県が医療等の7分野を担う関西広域連合の設置に向けて準備を進めており、2010年中の設立が予定されています。[1] 設置されれば、都道府県が設立した事例になります。また、2009年11月に開催された第56回八都県市首脳会議[2]では、環境分野における「首都圏広域連合」を設置する方向で合意されました。首都圏広域連合は、首都圏民の視点に立って、環境分野における政策の立案から事業の実施までを担う責任ある体制を整備するため、設置する方向が決まったものです。設置されれば、都道府県と市区町村が協力して設置する事例になる可能性があります。関西及び首都圏における取り組みは、広域連合という広域行政の仕組みを今までにない規模で活用する試みであり、道州制の代替的な活用ともなります。

後期高齢者医療広域連合についても、都道府県単位だけでなく都道府県同士で広域連合を設立できるようにしてはどうでしょうか。あるいは、区域の広い北海道や人数の多い東京都では、区域を分割して、北北海道広域連合・南北海道広域連合としたり、東東京広域連合・西東京広域連合としたり、または複数の市区町村による二次医療圏単位で広域連合を設立することもでき、広域行政ならではの柔軟な対応を図るようにすることができます。

そういう意味でも、市区町村を保険者にしたまま広域連合制度を生かすようにすることで、地域の実情に応じた広域行政の体制を整備することができます。そのためには、高齢者医療確保法の都道府県単位での義務付け規定を改正し、都道府県単位に限らず、二次医療圏単位でも、都道府県間でも広域連合を設置できるようにする必要があります。

道州制の導入には、都道府県を廃止して導入する「二層制」の案と、道州の下で都道府県と市区町村が成立する「三層制」の案が提出され、都道府県の役割の見直しと深い関係があります。同様に保険運営についても、都道府県が保険者となるか、市区町村が保険者となるか、その役割分担が深い関係を持っています。

広域連合制度を最大限に活用することは、日本の地方自治制度に大きな変革をもたらすことになると同時に、持続可能な保険医療制度の実現につながるものともなります。

4　広域連合の設立

広域連合は地方公共団体の組合の一つであり、特別地方公共団体としての法人格を有します。広域連合を設立することは、特別地方公共団体として、執行機関、議会、監査委員、選挙管理委員会、公平委員会を設け、地方自治法に定められた地方公共団体としてのガバナンスを構築することになります。

広域連合の設立は、関係する地方公共団体の議会の議決を経た協議により、広域連合の規約を定め、市区町村が設立する場合は都道府県知事の認可、都道府県あるいは都道府県と市区町村が共同して設立する場合は、総務大臣の認可を受けて行われます。

広域連合の基本的な事項は規約に定められます。具体的には、広域連合長や広域連合議員の選出方法、処理する事務、財政負担の方法、事務所の位置等があります。

後期高齢者医療広域連合の場合は、2006年6月に法律が制定されて以降、全国の都道府県に設立準備委員会が設けられ、2007年3月末日を期限として設立が準備されました。設立の準備は、まさに規約の一条一条の規定に反映されることになりますが、もっとも難しい課題だったのが、広域連合議員の定数と財政負担の在り方でした。

広域連合議員の定数は、各構成市区町村から1名ずつ選出するかどうか、それとも人数を絞り込むかどうかが論点となります。都道府県や市区町村の場合、人口に応じて議員定数の上限が法定されていますが、広域連合の場合は法定の上限数はありません。

財政負担の在り方は、広域連合の運営に要する費用について、各構成団体が分賦金を負担金として支払います。この分賦金の負担割合が論点となります。

２０１０年2月、後期高齢者医療広域連合の設立に当たって贈収賄があったのではないかとして、県の副知事が収賄容疑で、町村会長が贈賄容疑でそれぞれ逮捕されました。２００６年度、広域連合の設立に向けて県の副知事が設立準備委員会の会長を務めていましたが、分賦金の拠出割合について市側と町村側が対立する中、町村側の負担が少なくなるよう有利に取り計らいを求めて贈収賄が行われたのではないかというものです。

市区町村が協力して広域連合を設立する場合であっても非常に多くの調整を要しましたが、都道府県と市区町村が協力して設立する場合は、それ以上に調整の難航することが予想されます。

認可により特別地方公共団体としての広域連合が設立されますが、それは枠組みができたことにすぎず、本当の意味で特別地方公共団体になるためには、条例や規則を制定し、それを順守しながら、きちんと運営することができていなければなりません。

地方自治体は、住民の要望や時代の要請に応えるため、これまで行政改革に取り組み、公務員の削減や効率化による減量化、情報公開や行政情報化（ＩＴ化）、行政評価等を通じて、行政の体質改善や経営改善を進めながら、長年にわたって成熟を図ってきました。

広域連合はゼロから組織をつくるメリットとして、最初から行政改革の成果を取り入れることもできましたが、一方で「創業は易く、守成は難し」のとおり運営には次に述べるような多くの問題も抱えています。

なお、広域連合の解散に当たっては、設立の手続きと同様、解散の許可を受けることになります。解散に当たっては、財産の清算と事務の引き継ぎが重要となります。

5 広域連合の運営

今後の都道府県単位における新たな地域保険を考える上で、広域連合の運営は、道州制の議論と切り離しても、制度上期待された効果を挙げているか検証する必要があります。

広域連合の特徴は、住民による長や議員の直接選挙、直接請求制度を備えていることですが、これまで直接選挙は経費の問題から実施されたことがなく、間接選挙しか行われていません。しかも間接選挙の場合、実質的には候補者が1人しか立たず、無投票当選で決定しているため、広域政府とはほど遠いものとなっています。

また、間接選挙で選ばれる広域連合長は常任ではないため、基本的に広域連合の事務所にはいません。選挙で選ばれた長や議員が常にいることで、住民本位の視点で組織に緊張感と仕事への熱意、改善をもたらしますが、事務職員だけの組織では淡々と事務が行われるだけとなりがちです。

加えて、職員は構成団体の市区町村から2年～3年程度の期間で派遣されるため、多国籍軍の寄せ集めであることは否めません。仕事が安定すればするほど、単なる事務処理機関として純化していく傾向があります。しかも住民と接点の少ないことで住民の視点が欠落していくとともに、説明責任を果たす機会が少なく、市区町村で窓口に従事する職員に比べて、制度に関する知識が不足しがちです。そのため、市区町村からの広域連合に対する信頼を維持するのが困難な状況もあります。同時に広域連合では都道府県の区域全体を対象として事業を行うことが難しいため、実際の事務は市区町村に委託しなければできないという実情もあります。一方で、広域連合固有の職員を配置することには、廃止を目前とした不安定な状況や、処遇の問題、派遣職員との関係において採りにくい状況があります。

さらに、後期高齢者医療広域連合においては、事務の効率化や専門性を確保するため、専門性の高い事務を国保連合会に委託するという構造の中で業務を行っていますが、広域連合、市区町村、国保連合会の三者で情報の共有を図り、事務を円滑に行うために備えられた現行の情報システムでは十分に情報の共有ができていないという現場の問題があります。広域連合と市区町村という二重構造で業務を円滑に行うためには、現場で必要な情報を把握でき、操作性の高いシステムを整備・提供することが求められます。

また、広域連合制度に認められた住民参加手法である直接請求も、住民が実行するのには非常にハードルの高い制度です。保険料は直接請求の対象になるため、有権者の50分の1以上の署名を集めることで条例の制定・改廃を請求することができますが、署名を集めること自体が容易ではなく、実質的に直接請求をすることは困難です。住民参加には経費と時間がかかるといわれるとおり、地方自治における住民参加制度自体に実行性の困難さという問題がありますが、広域連合長と広域連合議員については、都道府県知事や都道府県議会議員選挙と同時に実施する等の工夫をして、多少の経費をかけてでも、直接選挙で選び、住民の声を反映できるように努める必要があると考えます。

さらに、広域連合のような組合の場合は、二元代表制よりもコミッショナー制[3]の方が効果的で効率的な執行体制を構築することができると考えます。

コミッショナー制は、選挙で選ばれた議員が執行機関の長を担いますが、広域連合長や副広域連合長、あるいは部門の長を選挙で選ぶ方式となり、議院内閣制に近い執行体制となります。二元代表制よりも住民の意向を反映しやすくスリムな執行体制となり、天下り先という批判もなくなります。

広域連合制度の設計は、新たな広域地方政府を構築する可能性を有しているとともに、地域の実情に応じた柔軟性の高いものとなっています。しかし、その制度を十分に活用するためには、二元代表制にかかわらず組織形態の多様化を認め、住民または市区町村に組織の選択権を付与するとともに、財源の確保、職員の育成が不可欠です。

その上で、広域連合という制度を最大限に生かせるのであれば、柔軟性と多様性を特徴とする点で、市区町村が保険者となり、広域連合による共同処理を行う方が、より保険運営を行うのにふさわしい体制を構築できる可能性を有していると考えます。

【注】

（1）大阪府、兵庫県、京都府、滋賀県、和歌山県、鳥取県、徳島県の7府県において、防災、観光、商業振興、医療等の7分野を担う広域連合です。

（2）八都県市首脳会議とは、埼玉県、千葉県、東京都、神奈川県の知事及び横浜市、川崎市、千葉市、さいたま市の市長で構成し、全国人口の4分の1が集積する首都圏の広域的な課題に協調して取り組むため、1979年から開催されているものです。

（3）コミッショナー制は、アメリカではオレゴン州ポートランド市で採用されています。アメリカでは、その他の組織形態として、シティ・マネージャー制やメイヤー・カウンシル制がありますが、多様な組織形態が認められており、その決定権限は住民に付与されています。

第４節　保険者機能の強化

１　保険者機能評価

後期高齢者医療広域連合は法律上の保険者ではなく、市区町村が法律上の保険者ですが、厚生労働省に設置された高齢者医療制度検討会において、「広域連合の活動の展開は十分ではなく、まずは、その保険者機能を強化すべき」と指摘され、実質的な保険者として保険者機能の強化が求められました。

広域連合における保険者機能については、明確な定義が示されていませんが、単に医療給付だけを行うのではなく、高齢者の健康づくりや医療費の適正化等を行うことと考えられています。そうした点を評価するため、２００９年度から広域連合を対象に「保険者機能評価」が始まりました。保険者機能評価は、「①保険料の収納対策の取組」、「②高齢者の健康づくりの取組」、「③医療費適正化の取組」という三つの構成で作成されています。各構成のそれぞれに評価項目が5項目ずつあり、全部で15の評価項目の中に実施項目を設けて、実施項目ごとに点数をつけて評価します。各評価項目は25点ずつ配分され75点で満点となります。

２００９年8月31日、２００８年度の保険者機能評価の結果が公表され、全国平均の総合得点が約35点という結果でした。満点に対し、約50％の結果となっています。最高点だったのは総合得点56点の長崎県で、最低点との格差が37点でした。長崎県は、広域連合と県内の全市町が保険料の収納率向上に向けた納付勧奨や広報等の収納対策に取り組んでいることと、県内全域を対象とした訪問指導の実施や年3回以上の医療費通知の送付、医療費分析により疾病分類別の統計等を作成し、医療費の適正化に取り組んでいることで高得点を挙げています。

広域連合に対して行われた保険者機能評価は、広域連合の取り組みだけでは点数が上がらない仕組みになっています。

「①保険料の収納対策の取組」では、評価項目の中に収納率の向上や納付勧奨等がありますが、実施項目は市区町村の取組状況を評価することになっています。後期高齢者医療の保険料は、高齢者医療確保法により、広域連合が保険料の賦課を行い、市区町村が保険料を徴収するという役割分担が規定されているからです。

「②高齢者の健康づくりの取組」では、後期高齢者に対する健康診査について、介護保険の生活機能評価と同時に行われた同時実施率を評価する項目があり、介護保険との連携が重視されています。また、関係機関との円滑な連携体制という評価項目もあり、都道府県やすべての市区町村が後期高齢者への健康診査に対して財政支援を実施しているかどうかを評価します。都道府県や市区町村が財政的な支援をしなければ点数がとれないように設定されているのです。

保険者機能評価は自己評価ではあるものの、全国共通の評価項目を設定し、広域連合間で比較、公表され、市区町村や都道府県も協力しなければ評価を高めることができないよう広域連合と市区町村に対して連帯責任を求めるとともに、都道府県や市区町村に対する財政支援の誘導策となっています。「③医療費適正化の取組」では、評価項目に、①レセプト点検の実施状況、②重複受診者や頻回受診者への訪問指導の実施状況、③医療費通知等の実施状況、④意見を聞く場等、懇談会の設置運営、⑤その他医療費適正化事業の実施状況を挙げていますが、唯一、市区町村や都道府県の文字が実施項目に表れてこない評価項目となっています。

２００８年度の実績では、①レセプト点検は46団体で実施、②訪問指導については、県内全域で訪問指導及び再指導を実施している団体が1団体、地域を特定して訪問指導及び再指導を実施している団体が5団体あります。③医療費通知等の実施状況については、全受診者に通知している団体が39団体ありますが、そのうち4カ月に1回、年3回以上送付している団体が26団体あります。

医療費通知とは、被保険者に自らの受診状況を知らせ、保険医療機関等からの請求に間違いがないかどうかを確認してもらうものです。時に誤りが発見され、保険医療機関等に支払った医療給付費を訂正することがあります。医療費の適正化を目的として実施しているものですが、２０１０年度から患者に対して医療費の明細書を原則として無料で交付することが医療機関に義務付けられ、より詳しく内容を確認できるようになりました。誤りが発見され、悪質な場合は刑事告発に至る場合もありますが、事実確認としての実態調査等を行うには、都道府県の規模では広すぎるため、市区町村の協力が不可欠です。

保険者機能評価の評価基準では、医療費通知の送付回数を3回以上としています。3回の基準については、頻繁に送ることでより適切に確認してもらうとともに、前身の老人保健制度の時代では国が補助金を交付する基準回数となっていました。現在、医療費通知の送付回数である3回は、市区町村に交付する地方財政措置の算定基準となっています。

④意見を聞く場の設定は、2010年1月1日現在44団体が設置しています。設置していない団体においては、保険者協議会を活用する方法を採っています。⑤その他の医療費適正化事業としては、医療費分析により疾病分類別の統計等を作成している団体が14団体あり、そのうち市区町村にデータを提供している団体は11団体あります。統計の結果では、高齢者の医療を必要とする実態として生活習慣病が占めている状況がみられます。市区町村にデータを提供し、健康増進部門と連携を図ることで、生活習慣病対策の必要性を促すことになります。

一方、都道府県にデータを提供しているかどうかについての評価基準はありませんが、実際には提供している団体があり、都道府県の行う保健医療政策との連携が図られています。今後、都道府県へのデータ提供も評価項目に追加することで、都道府県との連携を強化する方向へ向かうことができます。

厚生労働省は、2010年度予算で保険者機能強化の推進経費として4・8億円を計上しています。そのメニューは、①重複・頻回受診者への訪問指導体制の強化、②医療費の適正化を推進する普及啓発、③「意見を聞く場」の設置、④保険料収納対策、となっています。

今後は、保険者機能とは何かという定義や目的を明らかにし、保険者機能の強化に向けた権限の移譲や、保険者の機能を発揮した事業計画の策定や目標設定を行い、その結果を評価し、評価から政策形成へと循環するPDCAサイクルを確立する必要があります。

2 保険者機能とは

国際基督教大学の八代尚宏教授は著書『「健全な市場社会」への戦略』の中で、「無駄な医療費を減らし、保険料を引き上げずに良い医療サービスを確保するというのが本来の保険者の役割であるにもかかわらず、それが十分に発揮されていない」と述べていますが、そもそも保険者の役割や機能とはなんでしょうか。

神奈川県立保健福祉大学の山崎康彦教授は編著（尾形裕也共編著）『医療制度改革と保険者機能』の中で、保険者は「医療サービスの受け手の視点に立って働くインセンティブを持ちやすい存在」としています。医療サービスの受け手である患者あるいは被保険者の視点に立って働くのが、保険者の存在価値であると受け止めることができます。

また、山崎氏は保険者について、「サービスの受け手の代理人としての役割を期待できる」ことと、「医療サービスの管理能力が要求」され、「アクセスと質・効率性の調整や、プロバイダーに関する公平性と効率性の確保、医療供給体制の適正化等に対して影響を及ぼしうる立場」としています。保険者は、患者あるいは被保険者の代理人として、医療サービスの管理、公平性・効率性の確保、適正化等に影響を及ぼすことが期待されています。

しかし、診療報酬の決定や保険医療機関等の指定、指導・監査等については、決定権限、指導権限等を国や都道府県が保有しているため、保険者は一部に関与することはできても、保険者自らの判断で決定できる権限を有していません。影響を及ぼすほどの役割を果たす環境が整備されているとはいいがたいのが実情です。

さらに、山崎氏は保険者機能について、「医療制度における契約主体の1人としての責任と権限の範囲で活動できる能力」と定義し、保険者機能の発揮とは、「保険者が自立し、医療制度における他のプレイヤー（サービスの受け手・プロバイダー）と直接かつ対等に十分な対話ができること」としています。

こうした視点からみたとき、保険者の責任と権限の範囲において、医療の提供主体である保険医療機関等ともっとも直接かつ対等に十分な対話になると考えられるものに、レセプト点検があり、被保険者と直接かつ対等に十分な対話ができるものとして、医療費通知の送付や特定健診・特定保健指導、最近では、ジェネリック（後発）医薬品[3]の使用促進があると考えます。

また、医療提供体制の整備主体である都道府県と直接かつ対等に十分な対話へと続くものが、レセプトデータの分析から得られた情報の活用ではないかと考えます。保険者が、医師や看護師等の専門家と協力し、レセプトデータの分析等を行うことは、都道府県が医療提供体制を整備する上で有用な情報となります。同時に、都道府県は保険医療機関等の指導・監査を行っており、適切なレセプトデータを提供することで、保険医療機関等の適切な業務を確保することができます。

３　レセプト点検と審査支払機関

医療保険制度は医療保険を管理運営する保険者、保険に加入する被保険者、病院や診療所、薬局等の保険医療機関等、医療費の審査支払いを行う審査支払機関の４者で成り立っています。

保険医療機関等は、毎月、実際にかかった医療費から患者が窓口で支払う一部負担金を差し引いた額を保険者に請求します。その際に使用するのがレセプトです。

保険医療機関等から送られてきたレセプトは、国保連合会や支払基金の審査支払機関が審査を行った上で、保険者に送ります⑷。保険者は送られてきたレセプトを再度チェックしています（レセプト点検）。

レセプト点検は、資格点検と内容点検に分かれます。内容点検には診療報酬の算定方法に基づく各点数のチェック等を行う点検のほか、縦覧点検と突合点検があります。

資格点検では、一部負担金の割合（１割・３割）が正しく処理されているか等を点検します。２００８年４月の後期高齢者医療制度の開始当初、保険証の未着問題が発生し、正しく処理されなかったため、病院等の窓口で支払う一部負担金の割合が、本来の割合と異なる間違いが多数生じました（負担割合相違）。

また、一部負担金の割合は、毎年８月１日を基準日として、前年の所得と収入に基づき判定しています。判定の結果、負担割合が変更になる場合は、保険証を更新します。保険証の更新には、負担割合が変わった人だけの更新を行う場合と、毎年すべての人を更新する場合があります。

全国の広域連合では、毎年すべての人の更新を行う団体が38団体、その他が9団体となっていますが、毎年すべての人の更新を行わない場合は、更新した特定の人から古い保険証を回収しなければ、更新前の古い保険証を使ってしまうことがあり、病院等の窓口で支払う一部負担金を間違えてしまうことがあります。

一部負担金の過誤が生じた場合、本人に対し差額分の返還または請求が発生しますが、請求しても支払ってもらえない場合、債権管理を行いながら請求を継続する必要があります。債権は時効が5年のため、時効中断等を行いながら回収に努めますが、最終的に債権を放棄する場合は、保険料等で補てんすることになります。

こうした問題を未然に防ぐには毎年すべての保険証を更新し確実に引き渡すことですが、高齢者の場合は所得や収入があまり変化せず、9割程度は更新の必要がありません。しかし、一部負担金の過誤による収入未済額が増えていくため、債権回収や債権放棄に伴う経費と事務的な経費を比較した場合、1年更新とするのが間違いのない方法です。

縦覧点検は数カ月分のレセプトを配列して確認し内容の重複の有無等を点検するもので、突合点検は医療と調剤のレセプトを突き合わせて点検するものです。

縦覧点検では薬剤の長期投与の可否や検査の連月算定の可否等の点検、介護保険の給付とも重複する内容の確認をしています。医療サービスで介護保険と医療保険の給付が重なる部分は、介護保険の給付が優先し、医療保険の給付は行われません。介護保険が優先されるべきところ、医療保険で給付していたり、あるいは医療と介護の併用があったりした場合は点数が変わるため、間違いのないよう内容を点検します。

医療給付と介護給付の突き合わせによる二次点検は、介護保険側でも行われています。点検は①医療給付と介護給付の重複の有無、②医療給付と介護給付が併用された場合の適正な報酬の算定が中心になっています。①医療給付と介護給付の重複では、病院に入院中にもかかわらず、介護給付が行われる場合等があり、事実確認をした上で訂正を行います。②医療給付と介護給付が併用された場合、たとえば医療給付で在宅時医学総合管理を行い、介護給付で居宅療養指導を行った場合は、介護給付の報酬額を低くすることになっています。こうした内容を点検し、介護報酬の適正化も行っています。

一方、介護保険側で点検した結果、介護給付を支払うことになる場合は、医療側の報酬の訂正を行うことになりますが、この点について医療側と介護側の情報共有が不十分なため、医療側での対応に遅れが出ています。今後、医療側と介護側が情報を共有しながら十分に連携して点検を行うことで、一層の適正化が図られることになります。

保険者はレセプトの内容に異議がある場合、審査支払機関に対して再審査請求を行うことができます。保険医療機関等にレセプトを返戻する場合もあります。保険者はレセプトの点検を通じて、重複受診や頻回受診の状況、薬の出しすぎ等、患者にとってマイナスになる内容も発見でき、訪問指導のデータとして活用することができます。

市町村国保や後期高齢者医療制度では、審査支払事務を国保連合会に委託しています。後期高齢者医療広域連合は、高齢者医療確保法により、国保連合会か支払基金を選んで審査支払業務を委託することができますが、全国の広域連合は審査支払業務の委託先として、国保連合会を選んでいます。理由は、市町村国保が会員となって設立していることや、審査支払手数料の比較、全国決済方式が挙げられます。

全国決済方式とは国保連合会独自の仕組みで、保険医療機関等が所在する都道府県の国保連合会にレセプトを請求し、国保連合会において都道府県間の医療給付費を調整する方式をいいます。地域保険の効率的な運営には不可欠の方式です。

一方、行政刷新会議の事業仕分けの結果を受けて審査支払事務の効率化を目指し、国保連合会と支払基金の再編・統合を検討することとしています。内閣府の規制改革会議では、国保連合会と支払基金が競争する方向性を示すとともに、健康保険法上は保険者が直接レセプトを審査するのが原則であるにもかかわらず、厚生労働省の通知により「直接審査をする際には医療機関の同意が必要」とされているため、通知を撤廃し、保険者が直接審査できるよう見直しを求めています。さらに都道府県国保の実現により、保険者が審査支払い業務を行うようにすることで、医療費の適正化の取り組みが進み、審査支払機関の在り方が変わっていきます。

【注】

(1) 重複受診者とは、同一傷病について、同一診療科目の複数の医療機関に同一月内に受診する人のことで、1カ月当たりレセプト枚数4枚以上を目安としています。

（2）頻回受診者とは、同一傷病について、同一月内に同一診療科目を多数受診した人のことで、1カ月当たり15回以上の受診を目安としています。

（3）ジェネリック医薬品は、後発医薬品ともいいます。すでに承認されている先発医薬品の特許期間が過ぎた後に製造され、同一成分を含み、効果・効能、用法・用量がほぼ同じものです。研究開発費があまりかからず、その分、薬価が下げられるメリットがあります。ジェネリック医薬品は先発医薬品の7割の価格からと決まっています。少なくとも3割は安くなります。2008年度から処方箋に医師の署名等がなければ、薬剤師の判断でジェネリック医薬品に変更することができるようになりました。2010年度からはジェネリック医薬品を使用した「数量」の割合に基づき段階的に調剤加算を算定する方式に変わっています。また、薬剤師の判断でジェネリック医薬品に変更できる内容が拡大し、医師が処方箋に変更不可を明示していなければ、①変更後の薬剤料が変更前と同額またはそれ以下であり、かつ、②患者に説明し同意を得た場合、含量・規格が異なるものや別剤型のジェネリック医薬品を調剤することができるようになりました。

（4）2006年度からレセプトの提出・受領のオンライン化が始まっています。オンライン化により約1万2000トンのCO_2削減効果があるといわれています。2011年度から原則としてすべてのレセプト請求事務がオンライン化する予定でしたが、一部先送りになりました。

第５節　新制度の創設に向けて

１　高齢者医療制度改革会議

後期高齢者医療制度の廃止に向けて、国民の納得と信頼の得られる新たな制度への移行を実現するため、２００９年10月28日、「高齢者医療制度改革会議」（座長・岩村正彦東京大学教授）が設置されました。委員は、75歳以上の高齢者の代表、学識経験者、自治体代表、保険者代表からなる19人となっていますが、長妻厚生労働大臣は、現在の後期高齢者医療制度の反省材料として、「実際に使う方の意見を十分に聞けていたのかどうかという課題もある」として、メンバー選考で75歳以上の高齢者代表の参加に配慮したことを明らかにしています。

新制度の検討に当たり、「高齢者の定義を65歳以上」とし、長妻６原則と呼ばれる次のような基本方針を示しました。

①後期高齢者医療制度は廃止する。
②マニフェストで掲げている「地域保険としての一元的運用」の第一段階として、高齢者のための新制

度を構築する。
③後期高齢者医療制度の年齢で区分するという問題を解消する制度とする。
④市町村国保などの負担増に十分配慮する。
⑤高齢者の保険料の急な増加や、不公平にならないようにする。
⑥市町村国保の広域化につながる見直しを行う。

検討の視点として、足立信也厚生労働大臣政務官は「高齢者の保険料や自己負担は年齢によって違いが出てくることは十分ある。高齢者だけを集めた一つの保険制度という考え方はとらない」と発言しました。改革会議では長妻6原則に基づき、参議院議員選挙後の２０１０年8月末までに「中間のまとめ」として、見直しの具体案をまとめることにしています。

２００９年11月30日の第1回会議では、長妻厚生労働大臣から２０１３年度に新制度の施行を目指す考えが明らかにされ、新たな医療制度の在り方について、廃止までの経過措置、後期高齢者医療制度の問題点、新しい高齢者医療制度創設までのスケジュール等、総括的なフリーディスカッションが行われました。

また、２０１０年1月12日の第2回会議でも総論が議論されましたが、医療提供体制・健康づくりに責任を有する都道府県を保険者とし、市町村国保と高齢者医療制度を地域保険として一体的に運営し、医療保険制度も含めた医療全般に対して責任を持つ体制を整備するのが望ましいのではないか、という意見が大勢を占めました。

その一方で、都道府県が保険者となっても、市町村国保と同様の財源問題が生じることを懸念する意見が表明されており、今後、関係者間で十分な議論が求められます。

こうした点も含め、座長が議論の内容を八つの点に整理しました。

(1)国民皆保険を維持する。

(2)保険は都道府県単位で運営する（保険者をどうするかは別）。

(3)財源調達をどうするか、公費はだれから集めるのか。

(4)年齢で区分しないとしているが、65歳は適切な区分か。

(5)保険料をどういう思想で賦課するか（応能、応益等）。

(6)医療の内容をどうするか（根本的な考え方）。

(7)国保のことを念頭に置く。

(8)短期・中長期の課題を仕分けする。

また、新たな制度の在り方については、４案に整理されています（図表４－５－１）。

①全年齢でリスク構造調整を行った上で、都道府県単位で一元化する案

②一定年齢以上の別建て保険方式を基本とする案

③突き抜け方式とする案

④高齢者医療と市町村国保の一体的運営を図る案

こうした案は、過去に議論された年齢リスク構造調整方式、独立保険方式、突き抜け方式、医療保険

■図表4-5-1　新たな制度の在り方に関する各委員の意見の概要等

1：全年齢でリスク構造調整を行った上で、都道府県単位で一元化する案

○医療保険全体で、各保険者の被保険者の性・年齢構成、所得構成の相違による保険料負担割合の格差を調整する財政調整を、5歳階級ごとに、段階的に導入。
○医療保険の統合を以下のとおり段階的に行う。
①市町村国保については都道府県内において財政調整を進めた上で、都道府県単位に統合。
②組合健保・共済については、それぞれ全国単位で財政調整を進めた上で、都道府県単位に事業所を分割。
③都道府県単位で市町村国保と協会けんぽを統合するとともに、都道府県単位で組合健保・共済を統合。

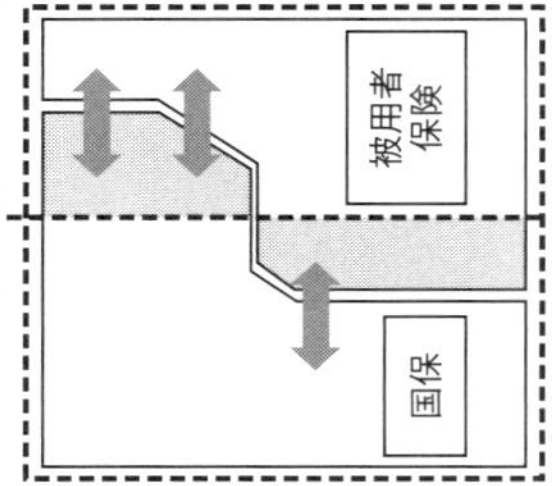

（主なメリット）
○年齢による区分がない。
○運営責任が明確。
（主な論点）
○現在の制度では改善が図られている旧老人保健制度の以下の課題について、どのように考えるか。
・若年者と高齢者の負担ルールが不明確である点
・加入する制度によって高齢者の保険料が異なる点
○被用者保険を都道府県単位に分割・統合すること等について、企業や同種同業の連帯を基礎とした健保組合をどのように位置づけるか。
○全年齢でリスク構造調整を行う場合、市町村国保の負担増が生じることについて、どのように考えるか。
○市町村国保と被用者保険である協会けんぽを統合することについて、どのように考えるか。

2：一定年齢以上の「別建て」保険方式を基本とする案

○65歳以上の高齢者を対象に前期・後期の区別のない一つの制度とする。
○費用負担や運営責任を明確化するために、「別建て」の制度とした上で、高齢者の医療費を若年者が支える仕組みとする。
○現役で働く高齢者とその家族については、若年者の各制度への継続加入を検討。
○運営主体については、都道府県単位を念頭に、行政から独立した公法人が保険者を担う。

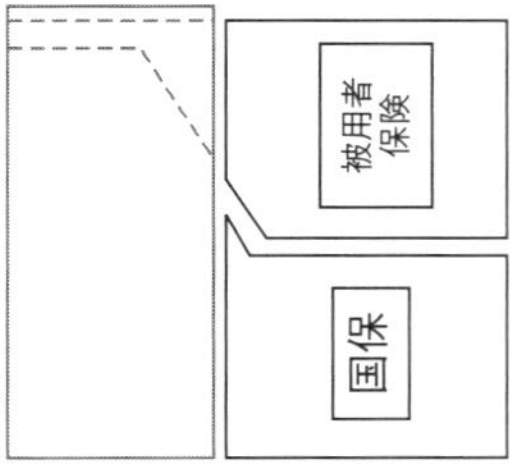

【65歳以上の高齢者を一つの制度とした場合】
（主なメリット）
○若年者と高齢者の負担ルールや運営責任が明確。
○高齢者間において、所得に応じた公平な保険料負担。
（主な論点）
○「年齢で区分するという問題を解消する制度とする」との関係について、どのように考えるか。
※「65歳」は、介護や年金等との関係から理解が得られやすいのではないか。
【現役で働く高齢者とその家族について、若年者の各制度へ継続加入させることとした場合】
（主なメリット）
○高齢者であっても、サラリーマンは、被用者保険に加入するという合理的な仕組みとなる。
（主な論点）
○「地域保険としての一元的運用」との関係について、どのように考えるか。
○現在の制度では同じ都道府県内で高齢者の保険料の公平が図られていることについて、どのように考えるか。

3：突き抜け方式とする案

○被用者保険の退職者は、国民健康保険に加入するのではなく、被用者保険グループが共同で運営する新たな制度（「退職者健康保険制度」（仮称））に引き続き加入。
○対象者は、被保険者期間が通算して一定期間（25年）を超える退職者とその扶養家族とする。
○運営主体は、全被用者保険の代表者及び労使代表者で構成する管理運営機関とする。

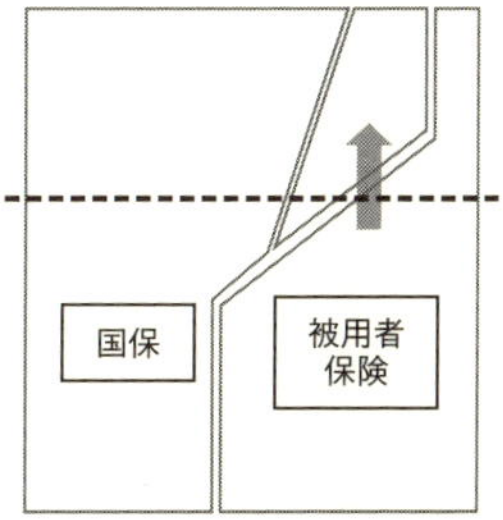

（主なメリット）
○年齢による区分がない。
○運営責任が明確。
○被用者グループ内での助け合いとすることで、若年被用者の納得を得られやすい。（若年者と高齢者の負担ルールが明確）
（主な論点）
○高齢者が職域保険と地域保険に加入することとなるが、「地域保険としての一元的運用」との関係について、どのように考えるか。
○現在の制度では同じ都道府県内で高齢者の保険料の公平が図られていることについて、どのように考えるか。
○従来より指摘されている以下の課題について、どのように考えるか。
・市町村国保が負担増となる点
・就業構造が流動化している中、高齢期においても被用者・非被用者を区分する点

4：高齢者医療と市町村国保の一体的運営を図る案

○市町村国保の運営を都道府県単位に広域化し、現行の後期高齢者医療広域連合において、75歳以上の高齢者を含めて一体的に運営する仕組み。
○75歳未満の国保の保険料についても、都道府県単位で統一。

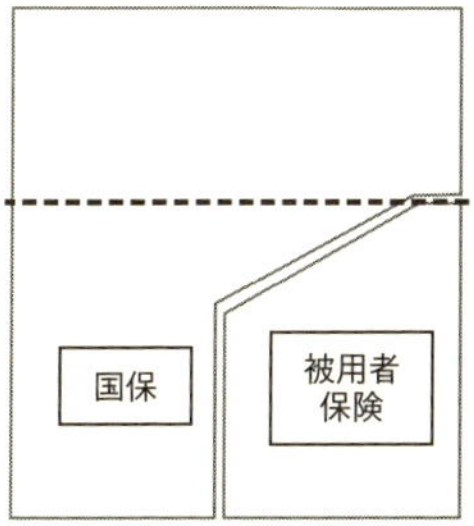

（主なメリット）
○年齢による区分がない。
○運営責任が明確。
○財政運営の安定化を図ることができる。
○高齢者間において、所得に応じた公平な保険料負担。
（主な論点）
○高齢者医療と市町村国保の一体的運用の在り方について、保険料の設定など具体的にどのように考えるか。
○現在の後期高齢者医療制度、前期高齢者に係る財政調整、市町村国保については、それぞれ財源や仕組みが異なる中で、どのような財政運営の仕組みを設けることが適切か。

（出所）厚生労働省高齢者医療制度改革会議『第3回会議資料』を一部修正

制度の一元化をベースとしながら、多少の変化がみられるものです。しかし、第3回会議においては、②と③の案に対しては年齢差別の問題等を解決できないため、①と④の案を中心に検討を進めることや、市区町村と都道府県が協力関係にあることを前提として、都道府県を保険者とし、市区町村が実施協力者となる方向での議論が進みました。

今般の高齢者医療制度の改革は、都道府県を区域として、前期高齢者医療制度と後期高齢者医療制度の在り方を見直し、同じ地域保険である市町村国保との関係の整理を軸とした方向性に間違いはありません。この方向性に沿って、いかに肯定的なエイジズムの観点から、公平かつ平等で持続可能な医療保険制度を構築できるかが重要となります。

しかし、医療費適正化計画や特定健診・特定保健指導、療養病床の再編成等、関連法に関する動きは、まだみえてきていません。

一方、多くの委員から医療と介護のサービスを総合的に提供できる体制を構築していくことが重要であるとの意見が出ているため、2012年度における診療報酬と介護報酬の同時改定を視野に入れつつ、医療法や介護保険法といったサービスの提供にかかる法律の改正も含めて、新たに医療と介護の連携会議を設置し、国民的な議論・検討を行っていくことが足立政務官から報告されています。

2　新制度に向けたロードマップ

後期高齢者医療制度が廃止され、新制度が始まる2013年度に向けて、高齢者医療制度改革会議は、参議院議員選挙後の2010年8月までに新たな制度の基本的な方向について中間的なとりまとめを行い、その後、高齢者をはじめとする国民の意識調査や地方公聴会を実施しつつ、さらに具体的な検討を行った上で、2010年末を目途に最終的なとりまとめを行うこととしています。

新たな制度の検討結果は、2011年1月の通常国会に新制度の法案として提出され、2011年度~2012年度の2年間を準備期間として、2013年度から新制度に移行するというスケジュールです。法案成立後の2011年度から2年間を準備期間としたのは、後期高齢者医療制度も2006年6月の法案成立から2008年4月の施行まで準備に2年を要したからです。準備期間が2年で十分かどうかは新制度の内容によりますが、後期高齢者医療制度の準備で得た教訓とノウハウを生かし、迅速かつ的確な準備が必要となります。

少なくとも後期高齢者医療制度では制度の詳細な内容である政省令の決定に時間がかかったため、システム開発が遅れ、当初のスケジュールが半年程度遅れてしまいました。実際に準備が完了したのは、2008年4月の制度が始まった後です。制度が始まっても実際の給付が2008年5月からということで、システムの準備等がズレ込みました。

もし、都道府県国保に移行する場合は、中間的なとりまとめが出た時点で、法案成立を視野に入れて準備にかかる必要があります。約1800の市区町村から47の都道府県に市町村国保の事務を集約し、約3600万人に新たな保険証を送り届け、都道府県内の保険料を設定して賦課・徴収を開始し、保険医療機関等と連携して保険給付を行うのは大変な準備となります。被保険者への十分な事前の周知、システム調達や安全対策も必要です。

特にシステムについては、現行制度のシステムを動かしているハードが新制度の始まる半年前の2012年秋には更新期限を迎えます。新制度のために新たな機器を調達する必要があるのか、仮想化の活用等、効率的な対応を図る必要があります。

後期高齢者医療制度は施行から5年を目途に見直しを図ることが定められていました。2013年4月は、ちょうど施行から5年目の節目を迎えます。また、2014年には団塊の世代が65歳以上となり、2015年には65歳以上人口が27％を超えると推計されています。こうした時期に合わせて、新たな高齢者医療制度が始まることになります。

また、当面の問題として、2012年度、2013年度、2014年度の各年度における保険料の改定があります。2012年度は診療報酬と介護報酬の同時改定年度ですが、後期高齢者医療制度の最終年度となるため、この1年間は保険料の上昇を避け、第2期までの保険料の剰余金や財政安定化基金を活用して、上昇を抑制する必要があります。2013年度は、新高齢者医療制度の初年度となりますが、医療保険制度は独自に3月～2月の保険年度を設けているため、旧制度の2013年3月分は、後期高齢者医療制度の保険料として徴収するのは困難とみられ、新制度の保険料として1カ月分を徴収し、後期高齢者医療制度分として拠出するのが適切であると考えます。

また、新高齢者医療制度の保険料が後期高齢者医療制度と同様、2年間を1期とする特定期間とした場合、翌2014年4月に予定されている診療報酬の改定をどう見込むかが大きな問題となります。1年以上も前に診療報酬の改定率を考慮するのは極めて困難です。そのため2013年度の保険料率は2012年度と同じとし、新制度への移行に伴う保険料の改定を行わないことが必要であると考えます。そのことにより、新制度の開始とともに、少なくとも後期高齢者については、保険料が上がる問題を回避でき、円滑に新制度へと移行することができます。

そして、2013年4月に新高齢者医療制度が始まった後は、数カ月後に衆議院議員の任期満了を控え総選挙が視野に入っていることになりますが、新制度への移行後は、次のステップである医療保険制度の一元的な運用に向けて、検討を開始する必要があります。

医療保険制度の一元的な運用の目標年度は、約10年後の2024年度を提案します。2024年度は、6年に一度の診療報酬と介護報酬の同時改定時期となります。

また、翌2025年は、団塊の世代が後期高齢期に入り、後期高齢者数が2167万人と推計され、その割合は18・2％となり、65歳以上の人口が全人口の30％を超えた超高齢社会に突入しています。その後、2030年に2266万人（19・7％）、2050年に2373万人となり、総人口に占める割合が約25％になると予想されています。

一方、現役世代は、高齢者のための年金・医療・介護等の負担を負い、子どもの保育や教育等の負担を負っていますが、２０００年以降、減少し始めており、２０５０年には２００８年と比べて40％も減ってしまうと推計されています。

現役世代が高齢者と子どもを支える従属人口指数は、２００９年7月1日現在で56・２％となり約２人で１人を支えています。２０１５年には63・３％、２０２５年には68・１％、２０５５年には95・７％と推計され、１人が１人を支えることになります。

また、現役世代が高齢者を支える老年人口指数は、２００９年7月1日現在で35・３％となり約３人で１人を支えています。２０１５年には44・０％、２０２５年には51・２％となり、ほぼ２人で１人を支えるようになり、さらに２０５５年には79・４％と進んでいきます。

前代未聞の超高齢社会を支える医療保険制度が必要不可欠の時代となっています。ここが医療と介護のシームレスな連携を基盤とした新たな医療保険制度の一元的な運用のスタートラインです。

まずは２０１０年夏に出される高齢者医療制度改革会議の中間報告をもとに国民全体の議論を喚起するとともに、それ以降、新制度を含む今後の新たな医療制度改革の実現に向けた政策の是非、方向性等、国民全体の議論が待たれます。

第５章

医療保険制度の一元化と新たな医療制度改革

第1節　新たな地域保険の実現

1　医療保険制度の一元化とは

医療保険制度を一元化する目的は、負担の公平、給付の平等、財政の安定化を実現し、超高齢社会にふさわしい持続可能な医療保険制度を構築することにあります。

ここで、一元化の定義を確認したいと思います。

元厚生大臣官房審議官で医療制度改革に携わった和田勝氏は、著者（吉原謙二共著）『日本医療保険制度史』の中で一元化と一本化の違いを挙げ、それぞれ次のように定義しています。

一元化とは「分立している医療保険の保険制度間及び保険者間において、保険制度そのものの統合は行うことなく、給付と負担の両面に見られる過大な格差を縮小して公平化を図ること」とし、一本化とは「分立する保険制度及び保険者を統合して単一の保険制度とすることによって格差を解消するという考え方」としています。すなわち、一元化は保険者を残したまま格差調整を行う制度で、一本化は保険者の統合を行うことであるといえます。しかし、現実は一元化と一本化を同じ意味で解釈していたり、使っていたりする場合があります。

民主党のマニフェストの第2ステップで具体策とされたのは、被用者保険と国民健康保険の段階的な統合を図り、地域保険として医療保険制度の一元的な運用を図ることですが、一本化と一元化が混在しているため、一元的な運用とは一元化とも一本化とも異なると、解釈することができます。

さらに踏み込んで一本化と一元化それぞれの定義から一元的な運用を解釈してみると、都道府県単位で保険者の段階的な統合により一本化を進めながら、完全な一元化とはいえないまでも、都道府県内で保険者間の格差調整を行うことで、一元的な運用を図るものと考えられます。

しかし、国保と被用者保険を統合して都道府県単位での運営を続ける限り、地域間での保険料格差が生じてしまいます。また、国保と被用者保険を統合するのは、年齢で保険を強制的に異動させるのと同様、職域から地域へ強制的に異動させることにもなり、これまで日本が独自に形成してきたセーフティーネットの体系を破壊してしまうことになりかねません。

私は、新たな地域保険を実現する場合においては、今の国保と被用者保険の体系を基本的に残したまま、保険者間ですべての年齢層を対象として年齢リスク構造を調整する方式が、目指すべき医療保険制度一元化の方向ではないかと考えます。

年齢リスク構造を調整することにより、どの地域であっても、どの年齢層であっても、どの保険に加入していても、所得が同じであれば同じ負担となり、負担の公平化を図ることができます。

ここで医療保険制度一元化の難しさとして取り上げられている所得の捕捉方法が、問題となってきます。こうした問題の解決を図り、医療保険制度の一元化を実現するためには、医療保険制度を取り巻く制度全般を関係づけて、抜本的な医療保険制度改革にも着手する必要があると考えます。

具体的には、被保険者からの保険料については、健康保険税に転換し、所得税と同様に国税として賦課・徴収します。税率は全国一律とした上で10%を上限税率とし、上限の税率を超える分については、消費税で賄うようにします。

一方、低所得者対策として、給付付き税額控除を導入し、健康保険税及び消費税と相殺する方式を導入します。消費税と相殺する理由は、健康保険税の上限税率10%を超える分を補うため、消費税の増税が避けられず、逆進性対策が不可欠になると考えるからです。

給付については、全年齢層を通じて給付割合7割（3割負担）を原則とし、所得に応じて2割負担を導入します。高額療養費制度は年齢により自己負担限度額を変えるのではなく、全年齢層を通じて同一の自己負担限度額を設け、所得に応じて適用する自己負担限度額の基準を下げる方式とします。負担割合を原則3割とするため、低所得者の基準額を下げ、5段階の区分として受診抑制がかからないよう配慮します。

さらに、医療と介護の報酬は、ともに3年に一度の改定とし、医療と介護のバランスを考慮しながら、常に同時改定とすることが必要であると考えます。そうすることによって、医療保険の財政運営も3年を1期として、賦課方式と積立方式を併用する方法に変更します。

そのスタートは、2024年度としてはどうでしょうか。2024年度は、6年に一度の診療報酬と介護報酬の同時改定年度でもあります。日本は、翌年の２０２５年には、団塊の世代が完全に後期高齢期に入り、高齢化率が28％を超える見込みです。

第１ステップが実現する２０１３年度から約10年をかけて、新たな医療制度改革の検討・準備を進め、超高齢社会にふさわしい持続可能な医療保険制度の実現を図るものです。

２　全年齢層を対象としたリスク構造調整方式

医療保険制度の一元化については、どの地域であっても、どの年齢層であっても、どの保険に加入していても、所得が同じであれば同じ負担とすることができる仕組みとして、全年齢層を対象とするリスク構造調整方式の導入がもっとも望ましいと考えます。

かつて高齢者医療制度の検討過程で示された「年齢リスク構造調整方式」は、高齢者に限らずすべての年齢層を対象としてリスクを調整する方式でした。東京都23区の国保でも同様の仕組みが構築されています。

この方式がもっとも、これまで日本が営々と築き上げてきたセーフティーネットの基盤を破壊することなく、負担の公平や保険財政の安定を確保し、持続可能な保険制度を実現する方策となります。最大限に保険者間の一元的な運用が図られるものでもあります。

リスク構造調整方式はファイナンスの仕組みとして構築するものですが、保険者間の財政リスクを調整する上では現行の保険者の自主性・自立性を尊重し、保険者間の財政力も加味することや保険者機能の発揮を評価することも必要となります。保険者間の財政力を加味することについては、２００９年12月に開催された第36回社会保障審議会医療保険部会において、協会けんぽの財政問題に関する対応策が取り上げられ、検討されました。

協会けんぽの財政問題とは、費用の増加と景気の低迷により、協会けんぽの大幅な保険料率の引き上げが避けられなくなり、国庫補助率の引き上げや被用者保険者間での費用負担の在り方等を見直すものです。この被用者保険者間での費用負担の在り方の見直しとしては、考えられる選択肢が三つ挙げられ、①65歳未満の医療給付費に総報酬割を導入すること、②前期高齢者の納付金を加入者割から総報酬割に変更すること、③後期高齢者の支援金を加入者割から総報酬割に変更すること、の３案が示されました（図表５－１－１）。

総報酬割とは、被用者保険者の財政力に応じて負担を按分する方法です。現在は前期高齢者納付金、後期高齢者支援金ともに、加入者数に応じて負担を按分しているため、加入者数の多い協会けんぽでは負担額が多くなりますが、各保険者別の被保険者１人当たり標準報酬総額（年額）をみると、協会けんぽ３８５万円、組合健保５５４万円、共済組合６８１万円と財政力に格差があり、総報酬割とすることで、組合健保や共済組合に負担が移り、より負担の平準化を図ることができます。

第３章で述べたとおり、最終的に③の後期高齢者支援金を加入者割から総報酬割に変更する案で決まり、２０１０年度から協会けんぽが負担する後期高齢者支援金分について、被用者保険のグループ内で

■図表5-1-1　「被用者保険内の費用負担の在り方の見直し」として考えられる選択肢（全体）

	①65歳未満医療給付費 総報酬割を導入	②前期高齢者納付金 加入者割→総報酬割	③後期高齢者支援金 加入者割→総報酬割
調整対象額 （2010年度概算要求ベース）	7兆3,200億円	3兆2,300億円	3兆5,800億円
現行の各保険者の負担額	加入者の療養の 給付等に要する費用	1人当たり前期高齢者給付費 × 加入者数（0歳～74歳） × 〔全国平均の前期高齢者加入率 － 当該保険者の前期高齢者加入率〕	加入者1人当たり負担額 × 加入者数（0歳～74歳）
総報酬割の導入の狙い	○保険者間の財政力格差の解消を図る。	○現行の高齢者医療制度の施行により、被用者保険の負担が大きく増加した部分に着目し、その負担の平準化を図る。	○他制度支援としての負担の平準化を図る。
総報酬割の導入の留意点	○加入者医療費に係る負担調整であり、各保険者の医療費適正化など、保険者機能に悪影響を及ぼすのではないか。 ○「将来的な医療保険制度の一元的運用」に向けた広範な議論の前に、被用者保険内で完全な財政調整を実施することになるのではないか。	○高齢者医療制度改革の中で取り扱うべき問題ではないか。 〔○前期納付金は、加入者医療費を算定基礎としており、65歳未満医療費の財政調整と同様の問題を含む。〕	○高齢者医療制度改革の中で取り扱うべき問題ではないか。

（参考）医療保険者は、介護保険の第2号被保険者数（40歳～64歳）に応じて、介護納付金を拠出。
被用者保険計1兆3,700億円（2009年度賦課ベース）
（出所）厚生労働省医療保険部会『第36回会議資料』を一部修正

は総報酬に応じて負担を按分することが決まりました。対象経費は全額ではなく、３分の１とすることで決着しています。

後期高齢者支援金を加入者割から総報酬割に変更したことで、協会けんぽの負担は２５００億円減少し、組合健保の負担額は１４００億円増加、共済組合は１０００億円増加します。支援金総額３兆５８００億円に対する構成比は、協会けんぽ40％、組合健保45％、共済組合15％となりました。

注目する点は①の案です。65歳未満の医療給付費を被用者保険のグループ内で総報酬割により按分する制度の導入が選択肢の一つに挙げられています。調整対象額は、２０１０年度予算の概算要求ベースで７兆３２００億円となっています。この案には、留意点として、「将来的な医療保険制度の一元的運用」に向けた広範な議論の前に、被用者保険のグループ内で完全な財政調整を実施することになるのではないか、ということが書かれています。

選択肢に示された調整対象額、①65歳未満7兆3200億円、②前期高齢者3兆2300億円、③後期高齢者3兆5800億円を積み上げると14兆1300億円となりますが、現行の保険者と高齢者医療制度を前提とした場合、加入者の年齢構成の違い、保険者間の財政力の違いによって生じる負担の不均衡を是正するため、約14兆円の負担を被用者保険のグループ内で調整することにより、医療保険の一元的な運用を実現することができます。

もし、第1ステップで65歳以上を対象とした新高齢者医療制度を導入し、一律に公費を5割投入することになれば、前期高齢者分の3兆2300億円については、負担を半分に圧縮することができます。全体で約11兆円規模となります。

こうしたリスク構造を調整する方式を前提として保険者機能の発揮を評価する具体的な方法としては、拠出金の計算に当たり各保険者の医療費適正化の取り組み等を評価するとともに、拠出額に上限下限を設ける等の方法を採ることができます。

3　医療保険制度の三つの財源

医療保険制度の財源は患者が窓口で支払う一部負担を除き、被保険者の保険料、公費、保険者間の財政調整資金という三つの財源で賄う以外の方法はありません。それぞれの財源をいかに配分するかという問題に尽きることになります。

この三つの財源を組み合わせる場合、計算する順番が大切であると考えています。現在は公費から最初に充てていますが、最初に充てるのは保険料にすべきです。

また、三つの財源で賄う費用は、すべて同じにすべきであると考えます。医療保険制度では、保険医療機関等に支払う医療給付費のほか、レセプトの審査支払手数料等の事務経費も必要となります。これらの必要経費は、すべて三つの財源で平等に負担することで負担の公平性を確保することができます。

医療給付費等すべての費用を対象とし、財源別に充当する順番からみると次のような式になります。

医療給付等の費用－保険料－財政調整金＝公費

保険料を最初に充てるようにするため、すべての国民を対象に同率の保険料率を適用します。この方式で保険料を徴収すると、ある一つの保険者だけでみれば、費用に必要な額を超える場合もありますが、超えた分は他の保険者に配分される調整交付金の財源となります。こうした趣旨を踏まえ、保険料は健康保険税とする方が適切であると考えます。

２００８年現在、公費を除く国民全体の平均的な保険料率は約８％です。そこからみても、また、現在の保険料率の上限を考え合わせても、税率の上限は10％を設定するのがよいと考えます。これまでの被保険者からの相談等を踏まえても、10％を超えると苦情が多くなっています。10％を超える負担は、医療保険サービスに対する過重な負担として否定的に受け止められているようです。

また、この方式を行う場合は、全国民の総医療給付費を推計して保険料率を決定する必要があるため、全国民を一元的に管理する方法以外にはできません。それには、納税者番号制度の導入等が必要になります。

これまで事業主が折半して負担していた保険料については、法人税等の国税に健康保険税法人分として上乗せし、公費の財源とします。その額は、従業員に支払う給料に保険税率を掛けて求める額とします。税率は、国民に賦課する税率と同率とすることとし、これまでの折半の考え方を踏襲するようにします。それでも、公費の財源が不足する場合は、消費税の増税を検討することが必要と考えます。

すべての国民を対象に同率の保険料率で賦課するため、所得に応じた負担の公平が図られることになりますが、さらに低所得者への負担を軽減する場合、政策判断として全額が公費で賄われるべきものと考えます。保険者間の財政調整資金の算定基礎に含む費用とするものではありません。

保険者間の財政調整資金は、相互扶助の精神に基づく被保険者同士の助け合い、負担の平準化を趣旨とするものです。保険者の年齢構成や所得状況に応じて、不均衡が生じる部分を是正するために活用されます。こうした方法は、保険料を所得税として賦課・徴収するのと同じことになります。

市町村国保や後期高齢者医療制度の場合、前年の所得に基づいて保険料を賦課し、被用者保険の場合、当該年の所得に基づいて保険料を賦課しています。前年の所得に基づいた保険料の賦課方式は、経済が右肩上がりの時代であれば、負担の軽減につながるものですが、昨今の右肩下がりの経済状況では、むしろ所得の減少に伴い負担が増加し、支払えなくなるケースもあります。実際に相談や苦情が寄せられたり、分割納付や未納、滞納につながったりすることがあります。

最近の実証研究によれば、社会保険料の上昇により、事業主負担分が賃金を押し下げ、労働者の負担に転嫁されていることがわかってきました。後で詳しく述べるとおり、保険料を所得税にしてしまうことで、負担がみえやすくなり、健康保険に対する納税者・負担者の意識を高めることができます。

公的年金でも、所得税は当該年の年金から源泉徴収されています。保険料についても所得税と同様、当該年の所得に基づいて賦課する方式に一本化する必要があります。

４　地域保険での一元的な運用

国保と被用者保険を段階的に統合して、地域保険として一元的に運用することを目指した場合、どんな方法がもっとも望ましいでしょうか。

一つのイメージとしては、第１ステップで都道府県国保を実現し、第２ステップからは被用者保険を段階的に統合して、都道府県単位で医療保険制度を一元的に運用することが考えられます。また、別のイメージとしては、道州制の実現により、道州が保険者の役割を果たし、より広域的にリスクを分散しながら、地域保険を運用することも考えられます。しかし、地域保険では地域間での保険料格差が生じてしまうことが避けられません。地域間での保険料格差は、地域における医療費の差と所得の差が要因で生じます。

これまでは地域間での保険料格差が生じていることを前提に、保険料を引き下げることをインセンティブとして、都道府県間で医療費適正化を競い合いながら、地域間での医療費格差を解消するという取り組みが進められてきました。こうした都道府県間における医療費適正化競争という仕組みに対し、セーフティーネットである医療保険においては、地域間で医療費抑制競争を実施することは本来的に望ましいことではなく、医療費の抑制は健康増進の結果による副次的な効果にとどめるべきであるという意見もあります。たとえば、病床数の再編成は医療費の抑制を目的とするものではなく、医療計画に基づき適正な基準病床数を確保し、必要な医療提供の体制を整備することが基本となります。そうした観点からは、都道府県単位で医療費と保険料を連動させ、医療費の抑制を図るよりも、健康増進計画に基づき、どれだけ住民を健康にしたかを競争する仕組みが必要となってきます。

保険者は、特定健診や特定保健指導を行い、予防施策の役割も担うようになりましたが、保険者としての努力を評価する仕組みが後期高齢者支援金の加算・減算というのは、相互扶助の視点や、予防施策にかけるコストの視点からみて、あまり適切な手法とはいえず、財政的なインセンティブとすることに否定的な意見もあります。

また、所得の格差を解消するため、所得の高い地域から所得の低い地域へと財源を移転する財政調整が行われていますが、この財政調整の究極的な仕組みとなるものが全地域同一の保険料率です。保険料率が同一であれば、所得の高い地域では1人当たり保険料は高くなりますが、同じ所得であれば地域に関係なく保険料は同額となります。保険料率を全国同一とすることで負担の公平性を確保することができます。これまで国が運営してきた政管健保の方式と同じです。

あえて都道府県単位で国保と被用者保険を統合し、新たな地域保険を実現する場合は、かつての政管健保を下敷きとして、国を保険者とし、社会保険庁が窓口となって運営していた方式がもっとも望ましいと考えることもできます。現在の協会けんぽが全国一律の保険料率を定め、都道府県単位で運営する方式に統合するものです。

しかし、本当に職域保険を廃止し、地域保険に統合する必要があるでしょうか。

慶応義塾大学の金子勝教授は著書『セーフティーネットの政治経済学』で、セーフティーネットの枠組みについて「一方から他方への『強制』を前提とする『グローバルスタンダード』論とは正反対に、互いの差異を認め合いながら対話を可能にする通文化的な共通言語の提供を志向する」と述べています。国保と被用者保険の統合は、一方から他方への強制になりかねません。

加えて地域保険に一本化した場合は、税所得情報、住民基本台帳情報、医療情報等、個人情報が集約され、かえってリスクを高めることにもなります。こうしたリスクは集約せず、分散することで安全性が確保できるものです。こうした点を踏まえると、被用者保険と国保を統合することよりも、財政調整方式による方が望ましく、リスク構造調整方式こそ通文化的な共通言語になりうるものです。

5　給付と負担の一元化

保険料は税金と同じ所得の再分配機能やサービスの財源調達機能を担っています。イタリアの学者ジニが開発した「ジニ係数」は、所得格差の大きさを表すものですが、それによると、年々、当初所得の格差が大きくなっています。

これに対し、税金や社会保険料は、所得格差を是正する役割を担っていますが、近年、税金や社会保険料による格差の改善度合いが下がっています。あらためて、税金や社会保険料による所得の再分配力を高める必要があります。

衆議院議員の辻元清美氏は、著書（上野千鶴子共著）『世代間連帯』で、２００９年のＯＥＣＤデータで、所得の再分配後における子どもの貧困率が25カ国中23位から9位に跳ね上がっている状況を取り上げ、日本の社会保障制度が貧困格差を縮めるどころか悪化させてしまっている逆機能の問題を指摘しています。社会保障制度がもたらす逆機能の問題を解決するためには、医療保険制度の一元的な運用に当たり、年齢を基準にするのではなく所得を基準として、すべての国民を対象に給付と負担の一元化を図ることが一層重要になります。

前章で高齢受給者を廃止し、小学校就学前までと65歳以上の一般は2割負担とし、65歳以上の現役並み所得者は判定基準を引き上げた上で3割負担とする提案を行いましたが、小学校就学後から69歳までは一部負担金の割合が3割で統一されているため、70歳未満であっても、現役並み所得のない人に対し、

２割負担を導入すべきであると考えます。それは年齢による逆差別を解消するためでもあります。15歳以上であっても、非正規雇用や無職者の増加により、現役並みの所得のない人はいます。医療保険制度がより効果的に所得の再分配機能を果たすため、全年齢層を通じて所得による負担割合の判定を行うべきであると考えます。そこで、病院等の窓口で支払う一部負担金の割合は、年齢に関係なく現役並み所得者は３割とし、一般の方は２割負担で統一することを提案します。判定は世帯の所得で行います。

高額療養費制度や入院時食事療養費、入院時生活療養費についても、所得によって自己負担限度額は異なるため、これらも年齢に関係なく所得で判定する方式に改めるべきであると考えます。

また、給付だけではなく、保険料も所得によって負担を緩和する必要があります。

市町村国保では、低所得者に対し、所得に応じて均等割額を７割軽減、５割軽減、２割軽減とする措置が講じられています。後期高齢者医療制度の場合はさらに高齢の低所得者に対し、９割軽減、8.5割軽減、５割軽減、２割軽減に拡大し適用しています。加えて、低所得者については、所得割額も一律50％軽減する措置も追加されました。これは、全年齢層を通じて、９割、７割、５割、２割の軽減として統一するべきであると考えます。

一方、被用者保険では被扶養者に保険料が賦課されていません。市町村国保や後期高齢者医療制度では被扶養者の概念がないため、保険料が賦課されています。被扶養者の認定基準の一つに年収がありますが、60歳以上は１８０万円未満、60歳未満は１３０万円未満となっています。ここにも年齢による差異、また給料と年金による差異が設けられています。被扶養者の年収基準は税制とも関連しますが、全年齢層を通じて180万円未満に統一するべきであると考えます。パート等で年収130万円を超えないように働く人がいますが、基準を180万円まで引き上げることで女性の社会参加等を促すこともできます。

一方、180万円未満の年収があっても、被扶養者の認定を受けていることで保険料が無料になるのであれば、市町村国保や後期高齢者医療制度でも無料にすべきであるとも考えます。あるいは、被扶養者に対し定額制を設け、多少の保険料を賦課して、負担の公平性を確保する方法もあります。そうした観点から、速やかに年齢による世代間の不公正を是正し、所得による負担の公平性を確保するとともに、所得の再分配を強化すべきであると考えます。

第2節　保険料の一元化

1　積立方式

保険料については、現行の賦課方式に対し、積立方式に変えるべきであるという意見があります。積立方式は、だれがどれだけの保険料を拠出したかが明確になる方式であり、たとえば年金の場合、その人がどれだけの年金給付額を受けるかは、その人が積み立てた額によりはっきりさせることができます。

医療保険制度の場合、賦課方式による保険料は、現在の保険給付費に必要な費用を賄うものであり、支払った保険料額と将来に自らが受け取る給付額とは別問題です。

積立方式への転換は、自分が支払った分だけ保険給付を受けたい、という意識の表れでもあります。一方、賦課方式を支持する理由は、将来のリスクによっては自らが支払った保険料額以上の保険給付を受ける可能性がある、という考え方です。

果たして、日本人の意識は、賦課方式と積立方式のどちらが強いのでしょうか。

同志社大学の橘木俊詔教授は著書『政府の大きさと社会保障制度』で、日本国民が年金、医療、介護の順に社会保障制度の充実を期待しているのは、年金、医療、介護の順に給付を受ける確率が高いからであるとし、「人称性の高い社会保障制度を望んでいるが、少なくとも非人称性の社会保障に賛意を示していない」と結論しています。

人称性の高い社会保障制度とは、個人の顔が見える制度のことと換言しています。つまり、だれがいくら拠出し、いくら給付が受けられるかがわかる制度のことです。その意味で、積立方式は自分が自分の将来のために積み立てるため、国民の希望に一致する制度であるとしています。日本人の意識は賦課方式より積立方式を選好する傾向があるようです。

また、少子高齢社会が進展する中で、将来に向かって急速に負担が増加する現役世代の負担を軽減するため、世代間格差を是正する観点からも、積立方式への転換が主張されています。

鈴木亘氏は著書『だまされないための年金・医療・介護入門』の中で、医療保険制度を積立方式に転換した場合の試算を掲載しています。試算によると、いったん380兆円を税金で拠出すれば、平均一律12・21％の保険料率で、将来にわたって医療保険制度が維持できるとしました。

保険料率を12・21％まで引き上げることは、現行の平均保険料率である約8％の約1・5倍にまで増加させることになりますが、賦課方式のままでは2072年には15・68％とほぼ倍の保険料率に達することとなるため、それに比べて、伸び率を低く抑えることができるとしています。

また、380兆円の拠出金は国債により調達した上で、その返済は100年程度の時間をかけて、将来の世代に少しずつ追加負担を上乗せしていくものとしています。

しかし、負債額の大きさは、約10年分の国民医療費に値し、国の２０１０年度一般会計予算の約３・5倍の規模となります。日本はすでに国が８６５兆円の赤字を抱え、地方が１９７兆円の赤字を抱えています。国と地方の重複分を引いても、国と地方を合わせた累積債務は１０００兆円を超えており、２００８年度名目ＧＤＰの４９５兆円に対し、２倍以上となっています。

後期高齢者医療制度は賦課方式を基本としつつも、積立方式を部分的に導入し併用しています。具体的には、保険料の1期間を2年間と定め、1期間の保険料率を平準化するため、1年目に次年度の給付の伸び率を考慮して多めの賦課を行います。多めに賦課した分は積み立てておき、次年度に取り崩して均衡を図っています。いわば、積立方式とは現行の部分導入を全面導入に切り替えて、この積立期間を50年、１００年という長期のスパンで行うものであると考えます。

しかし、後期高齢者医療制度が2年間を一つの期間とする理由は、2年に一度の診療報酬の改定があることや、経済状況の変化等により、長期間での見通しを立てることが実情にそぐわないという事情があります。その中で、今の日本の少子高齢化の進展や経済状況を考えたとき、果たして本当に2年に一度の診療報酬改定が必要かどうかの問題があります。

介護報酬が3年に一度の改定で行われていることを考え合わせれば、医療と介護の報酬はともに3年に一度の改定とし、医療と介護のバランスも考慮しながら常に同時改定にしてはどうでしょうか。

少なくとも、医療保険制度の財政運営を介護保険制度の財政運営期間と統一し、3年を1期として、賦課方式を原則としながら積立方式の部分導入を拡大した併用方式による財政運営が望ましいと考えます。

2 総報酬制

2003年4月から健康保険に総報酬制が導入されています。

総報酬制は、1月〜12月のすべての報酬に対して、保険料率を適用するものです。それ以前は、賞与額からは特別保険料（1000分の8〔被保険者1000分の3、事業主1000分の5〕）が徴収されるだけで、賃金と同じ正規の保険料率は適用されていませんでした。総報酬制は、賞与に対しても正規の保険料率を適用します。

報酬とは賃金、給与、俸給、手当、賞与その他の労働の対償として受けるものを指します。組合健保や協会けんぽ等では標準報酬月額という仮の報酬額を決め、これに保険料率を乗じて保険料を計算します。標準報酬月額は、健康保険法により、現在、最低5・8万円から最高121万円までの47等級に区分されています。

入社時等の資格取得時は、推定税込月収と月額交通費の合計を標準報酬月額表に当てはめて標準報酬月額を決めます。

定時決定は、4月、5月、6月の税込月収と3カ月間の交通費の合計から平均月額を算出し、表に当てはめて標準報酬月額を決めます。毎年7月上旬に事業主が手続きを行い、その年の9月〜翌年の8月が適用されます(1)。税込月収には残業代も含まれます。

随時改定は、固定的賃金が変動したときに変動した月から3カ月の税込月収と3カ月の交通費の合計から平均月額を算出し、表に当てはめて標準報酬月額を決めます。

総報酬制の導入に伴い、標準賞与額が新設されました。賞与が支払われた月に被保険者ごとに標準賞与額を決定します。上限は年度の累計額540万円です。

標準報酬月額表は、傷病手当金や出産育児一時金等、保険給付等の支給額を決定する際にも活用されます。しかし、標準賞与は保険料の徴収対象となるだけで、保険給付の算定に一切反映もされていません。総報酬制は月額給与と年間賞与との割合によって、保険料総額が増えるか減るかが変わってきますが、ほとんどの人が増えており(2)、保険料を引き上げるためだけの導入と批判されました。

保険料は被保険者と事業主が折半するため、事業主負担も増加しています。事業主は負担を軽減するために、非常勤職員やパート労働者等の非正規雇用を増やして、負担の増加を抑制する傾向がありました。

一方で、総報酬制は、保険者間の負担の公平性を確保する方法にもなっています。市町村国保では、年収に基づき保険料が算定されます。組合健保等について賞与も含めた総報酬制とすることで、同じ年収ベースで保険料を算定することに近づき、負担の公平性が改善しています。

また、総報酬制の導入に伴い、当時の政管健保が負担した退職者医療制度拠出金が800億円減少し、組合健保等に負担が移転しました。今般の前期高齢者医療制度納付金の算定に当たり、総報酬制を導入したのはこの方式に変わったことと同じです。

医療保険の一元的な運用には、負担の一元化も必要です。そのためには、まず保険料等の計算の基礎を統一する必要があります。賞与も含む年収ベースでの標準額を定めたことは一元化へのステップとなります。次のステップとして、標準報酬方式から実収入を保険料の算定基礎とする改善が必要となります。

標準報酬月額では、対象となる3カ月間の残業代や交通費が含まれて計算されています。しかし、本来、交通費は保険料を算定する際の基礎にするべきものではないと考えます。保険給付の基準額を決定する上では、少しでも標準月額が高い方が有利ではありますが、実際の給付実績と比べれば、全体の保険料負担の方が大きくなります。また、3カ月間に残業が集中した場合の問題も、保険料を高くする要因となります。

全体を通じて、負担の公平性を確保する上においては標準報酬方式を廃止し、実収入を対象として保険料を賦課する方式に変更する必要があります。

3　保険料の住民税化

都道府県単位で医療保険制度を一元的に運用する場合、所得の統一的な把握と効率的な賦課・徴収という観点から、保険料を廃止し、住民税としての健康保険税を徴収してはどうかという意見があります。

保険料は滞納の問題が社会問題化する中、保険料の収納率を高めるために、全国的には地方税の一つとして国保税とし、賦課・徴収している市町村国保が多くあります。地方税法上、広域連合や都道府県では国保税を賦課・徴収することができないため、一つには地方税法を改正する必要があります。一方、都道府県を保険者として、健康保険税を都道府県民税の一つに加えて、住民及び法人に対し賦課・徴収するという考え方もあります。具体的には、標準税率の設定を変更する方法です。

都道府県民税住民分については都道府県に住む人に対し、均等割額と所得割額を賦課し、法人分については都道府県内に事務所や事業所を有する法人に対し、均等割額と法人税割額を基本として賦課しています。この税率については、２００４年の地方税法改正により、税率設定の自由度が高められました。半数を超える都道府県で、住民税の均等割額に超過課税の仕組みを活用して「森林環境税」を上乗せしています。この方法を活用して健康保険税を上乗せする方法です。

保険料を住民税化することで、所得の捕捉方法を一本化することができ、徴収事務も効率化することができます。

都道府県民税の徴収事務は、都道府県が市区町村に対し委託して、市区町村が市区町村民税と一体で行っています。２００９年10月から、住民税の年金からの特別徴収が始まっており、徴収方法を一元化することもできます。

事業主負担については、賦課額は保険料必要額の折半を基本として、均等割額及び法人税割額で保険料を賦課・徴収することで対応することができます。

事業所は毎年1月1日現在の住所地である市区町村に対し、従業員の給与支払報告書を提出します。また、自営業者等から確定申告や住民税申告を行ってもらい、市区町村は所得を把握しています。その年の途中で、従業員の住所地が変わっても、1月1日を基準日として1年間は変更となりません。このことは、保険料が4月1日を賦課の基準日としていることと、転入や転出があった場合、それに伴って、保険料の支払先が変更になることと違いがあります。

住民税と保険料の違いに対し、保険料が住民税に合わせるかたちで、1月1日現在を賦課基準日とし、1年間同一の都道府県に納付することでも、税金で立証されたとおり、収入が不足するような問題は生じないと考えます。また、都道府県民税と一緒に徴収する方法であれば、未納や滞納の問題についても統一して対応することができます。

保険料を住民税化した場合の問題点は、前年の所得を基準として賦課することです。たとえば、新入社員は入社1年目に税金がかからず、翌年から賦課されますが、これは前年に所得がなかったからです。所得がなければ賦課しないのは基本であり、負担の公平性が確保されていると考えますが、問題は賦課の時期が1年遅れることです。

もう一つの問題は、賦課の対象となる基準が標準報酬月額等から住民税課税所得に変わることです。標準報酬月額は保険料賦課の基準として活用されていると同時に、傷病手当金等の給付基準ともなっています。

保険料の賦課を年収ベースに切り替えることに伴い、給付基準も同様に年収を基準として行う方法に変える必要が出てきます。地方税にする場合は標準報酬月額方式を廃止し、前年の所得を基準に賦課する方式に変更することになります。

一方、保険料を住民税化することにより、現在の社会保険料控除から保険料を控除することができなくなるため、課税所得を増やすことになり、増税になることが想定されます。所得控除を縮小した場合、低所得者対策として税額控除を導入する必要があります。

保険料を住民税化することは、医療保険制度の課題である、所得把握の一元化、保険料の一元化、事務の効率化の解決策に結びつけることができます。しかし、前年度の所得に賦課するという点で、右肩下がりの経済状況にはそぐわず、次に述べるとおり所得税方式の方がより負担の均衡を図る点で優れていると考えます。

４　保険料の所得税化と上限の設定

市町村国保や後期高齢者医療制度の保険料は、「前年」の収入・所得を基準として賦課されています。この方式は収入が右肩上がりの時代であれば経済的な負担を小さくするものですが、右肩下がりの時代にあっては負担を重くすることになります。

しかも、年度初めの時期は保険料が「前々年」の収入・所得を基準に賦課されるため、より負担を重くするケースもあります。これに対する被保険者からの苦情が多く寄せられているため、保険料は、前年の収入・所得を基準に計算する住民税方式より、1暦年の収入・所得を基準に計算する所得税方式にする方が適切であると考えます。

そもそも保険料は、特定目的の所得税という性質を持つものです。これからの保険料の賦課は収入が右肩下がり、または横ばいであることを前提に考え、「当該年」の収入・所得を基準に賦課する所得税方式で統一することが、より負担の平準化と公平性を確保するものと考えます。保険料を所得税の一つに加える方式で健康保険税とします。

所得税の支払方法は、予納制度として、源泉徴収と予定納税の制度が設けられています。給与所得の場合、社会保険料等を控除して毎月の課税給与所得金額を決め、賞与の場合は社会保険料等を控除した前月の給与等の金額等から所得税の率を決めて計算し、それぞれ基本的に源泉徴収により納付していま す。最終的に年末調整を行います。公的年金の場合も、公的年金控除及び雑控除後の額で所得税が賦課され、源泉徴収が行われています。(3)

自営業者の場合、前年分の確定申告税額の3分の1に当たる金額を、7月と11月にそれぞれ納税する予定納税の方法により納付し、最終的に確定申告により、すでに納付した額と調整して3回目の納税額が決まります。

健康保険税については、保険給付の財源として所得税のような税率による賦課だけで行うのが望ましいと考えます。高齢者医療制度検討会において、低所得者の負担を軽減する観点から、均等割額の廃止が検討されていましたが（図表5－2－1）、所得税方式を採用することにより、健康保険税は応能負担

■図表5-2-1　後期高齢者医療制度の保険料の均等割を廃止した場合

○均等割を廃止し、所得割のみとした場合、以下のとおりとなる。
・保険料の賦課がなくなる方（年金収入153万円以下）…全被保険者の約3分の2
・保険料が高くなる方（年金収入162万円～829万円）…全被保険者の約3分の1
※保険料が変わらない方（年金収入829万円以上）、保険料が安くなる方（年金収入153万円～162万円）…それぞれ1%程度

現在（全国平均）	；所得割率　7.65%	均等割額	41,500円
	↓		
所得割のみとする場合	；所得割率　18.0%	均等割額	0円

◎国保においては、これまで所得がない方についても保険料を賦課してきたところ。

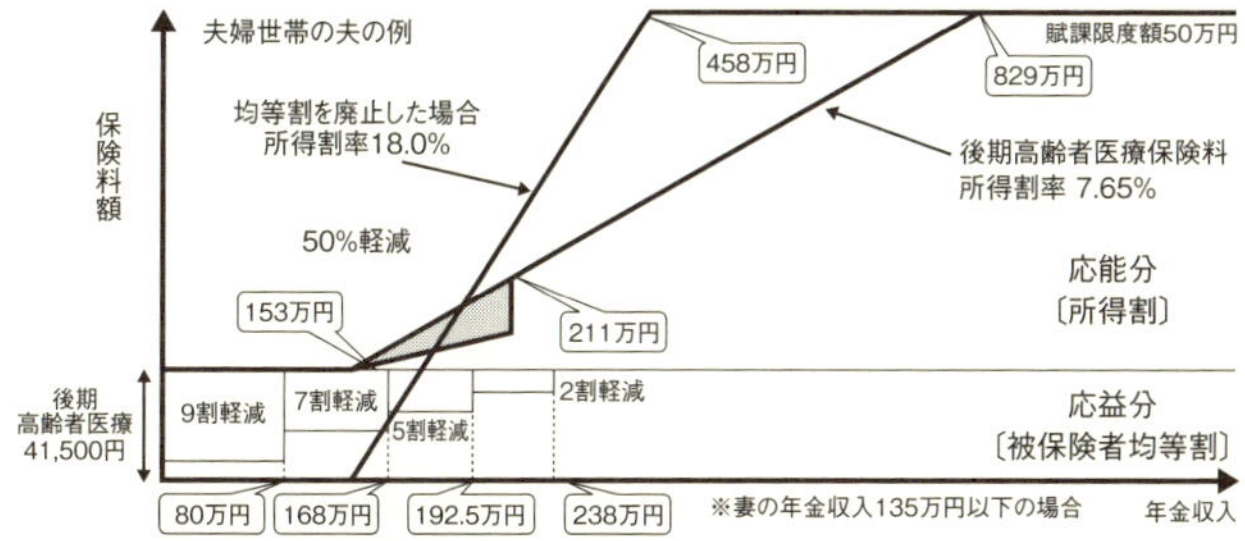

※1 現在の所得割率、均等割額は、2008年4月時点の全国平均値である。
※2 保険料の賦課限度額はいずれの場合も50万円とした。
※3 所得割軽減（非課税世帯5割軽減）の公費（90億円）を投入することとした。
※4 所得分布は調整交付金算定のため各広域連合から報告されたものを使用。
（出所）厚生労働省　高齢者医療制度検討会『第5回検討会資料』を一部修正

としての所得割額だけになり、均等割額を廃止することができます。

一方、所得のない人に対しての賦課・徴収方法が問題となりますが、これについては負の所得税方式として、給付付き税額控除を導入します。均等割額の廃止と給付付き税額控除の導入により、低所得層の負担の軽減を図りながら、財源を確保することができます。

所得税方式とするために所得税法を改正するとともに、国税として健康保険税を賦課・徴収し、各保険者に財源を配分する組織が必要になります。こうした環境基盤の整備を進めていかなければなりません。

所得税法を改正し健康保険税を賦課するに当たって、税率に10％（労使で20％）の上限を設けます。その理由は、地方税が一律10％であることや、組合健保の保険料率が健康保険法により10％を上限として規定されていること、また今後、高齢化が進むにつ

れて、高給付・高負担社会に推移することが見込まれているからです。スウェーデンでは、保険料率が10％を超え、企業の社会保険料負担が10％を超えています。一方、市町村国保や後期高齢者医療制度では、保険料率が10％を超える場合がありました。保険料率は加入する医療保険制度によって負担の格差が生じないよう、所得に対して10％を上限として法律に定める必要があります。ドイツでは労使折半で14・6％、フランスでは労使で13・85％となっており、それに比べると高い設定ですが、あくまでも上限税率としての線引きです。

10％を超えなければ財源が賄えない場合については、税金で補う方法がよいと考えます。あるいは、10％以内の保険料率で対応できるよう、賦課対象額の基準額の上限を引き上げる方法を採ります。

保険料の賦課を所得税方式で行うことにより、現在の1割や3割等の所得による負担区分を廃止することも可能になると考えます。たとえば、すべての人の負担割合を3割で統一した上で、月々の高額な医療費は高額療養費で償還し、最終的に年末調整で医療費控除により行う方法です。また、高額医療・高額介護合算療養費制度については、負担区分が判定される8月1日から対象期間が始まり、翌年の7月31日までの期間で計算して償還を行うため、所得税等の医療費控除を計算する際は、基準日（7月31日）が属する年の医療費から控除することになっています。所得税方式とすることで、高額医療・高額介護合算療養費の控除も、暦年で計算することができるようになります。

保険料を所得税方式にすることで、税と社会保険料の制度的な整合性を図ることができ、より効率的でわかりやすい社会保障制度を構築することができます。

【注】

（1）２００３年度からの適用、それ以前は算定対象月が5月、6月、7月で、10月改定でした。

（2）田中章二著『総報酬制導入に伴う健康保険料・厚生年金保険料の削減対策』では、年間賞与額割合が月収総額に対して4・1％以上の企業では値上げになると試算しています。

（3）所得税源泉徴収制度最高裁大法廷判決（１９６２年2月28日）、特別徴収制度が著しく合理性を欠くということはできず、経済的弱者を合理的な理由なく差別したものではないとし、憲法14条・25条に違反しないとしています。

第3節　一元化の基盤整備

1　消費税

読売新聞社が２００９年11月に行った全国世論調査では、社会保障制度を維持するため「消費税率の引き上げはやむを得ない」と思う人が61％となり、「そう思わない」と答えた37％を上回る結果が出ました。２００８年７月に行った前回調査から14ポイント増え、２００４年の調査以降、最高になったといいます。消費税率引き上げを容認する認識が広がっているのでしょうか。

新政権では一般消費税について、「現行の消費税５％は据え置くこととし、今回の選挙において負託された政権担当期間中においては歳出の見直し等の努力を最大限行い、税率引き上げは行わない」としています。増税より歳出削減が先という考えの下、最大４年間は消費税率を維持し、無駄の洗い出し等徹底して歳出を見直した上で、国民の理解を得て税率の引き上げに進むというのが新政権のスタンスです。具体的には、２０１１年から消費税の本格論議を行うこととしていました。しかし、菅直人副総理兼財務大臣は論議の時期を前倒しする方針に転換しています。

２００９年度予算では消費税による収入額が12・６兆円で、地方消費税を除く10・１兆円は国税収入の20％を占め、法人税収入10・５兆円とほぼ同額となっています。

消費税収入のうち地方消費税等、地方へ交付される分を除いた約７兆円はすべて、基礎年金、高齢者医療費、介護給付費に充てられていますが、１９９９年度以降、消費税は社会保障費の大きな財源として、事実上、目的税化しています。

２００８年度の後期高齢者医療制度の保険料収入は８０００億円のため、保険料をゼロにして消費税で賄うとすれば10％増加させれば良く、消費税５・５％で賄うことができます。すべての健康保険料でみた場合は、２００８年度決算額が18・５兆円であったため、消費税を３・６倍して18％とすれば、すべての保険料を消費税に変えることができます。しかし、保険料を廃止して、すべて税金で賄うとすれば、社会保険ではなく福祉サービスとなっていきます。

そこで、すべての保険料を消費税で賄うのではなく、保険料率に上限10％の限界率を設けて、それを超える分について消費税で賄うことを考えます。

橋木俊詔氏は著書『政府の大きさと社会保障制度』で、２００５年12月に行ったアンケート調査により、社会保障制度を維持するための財源の徴収方法について設問したところ、医療保険制度に対しては保険料で賄うべきとする回答が大多数の65％であり、消費税とする回答は６％で、所得税の12％よりも低い結果になったことを示しています。

しかし、橋木氏等は財政シミュレーションを踏まえ、国民の意識とは逆に少子高齢化が進む日本においては、資本蓄積の効果が高く、効率性及び公平性の観点から累進支出税である消費税で財源を調達し、国庫負担を増やすことがもっとも厚生を最大化できると結論しています。また、消費税が世代間格差を減ずることにも有効であるとしています。

その上で、「国民の率直な直感はきわめて重要であるし、それを尊重した上で公共政策の立案にあたる必要がある」としながらも、「消費税の増税が国民にとっては究極的に利益になることがわかってもらえるよう、努力したい」と述べています。

一方、消費税には世代内格差を拡大する可能性や、低所得者ほど負担が重くなる逆進性の問題が指摘されています。消費税の逆進性対策として、生活必需品は非課税または軽減税率とすることや、物品税の復活もよい等という個別消費税の増税を重視する意見があります。しかし、軽減税率の導入は事業者や税務当局双方に多大のコストがかかるというデメリットもあります。

消費税の逆進性対策を効率的かつ公平に行う方法として、カナダ方式の給付付き税額控除があります。カナダでは低所得者に対して、必要最小限の消費にかかる消費税相当額を所得税から税額控除するか、または納税額を超える場合には給付することにより、消費税率引き上げの逆進性を緩和する対策を講じています。

消費税率の引き上げは、経済成長を阻害するという意見もありますが、北欧では消費税率25％でも1人当たりＧＤＰは日本より高く、決して経済成長を阻害するわけではないといわれています。むしろ、税の還元率が高ければ、税、社会保障負担が高くても国民は納得できます。

これまで増税の代わりに保険料で財源を確保する代替策を講じてきましたが、その手法が限界を迎えた今、消費税率の引き上げは医療保険制度や社会保障制度を維持・充実するための財源として不可欠であり、使途を明確にして引き上げを行うとともに、給付付き税額控除による逆進性対策を講じる必要があります。

２　給付付き税額控除

２００９年10月８日、鳩山首相が政府税制調査会に対して行った諮問の中に「所得税の控除の在り方を根本から見直す等、個人所得課税の在り方について検討すること。特に格差是正や消費税の逆進性対策の観点から給付付き税額控除の在り方について検討すること」と明記されました。

現在、課税最低限以下の所得者には所得税や住民税がゼロとなる方式で負担を軽減していますが、給付付き税額控除とは一定の条件を満たす人に給付することで、所得の再分配を行う制度です。給付により最低生活水準に見合う所得を保障する「負の所得税」となります。

最低生活水準を保障するため、所得控除を縮小・廃止し、税額控除により税額の縮小（可処分所得の増加）、または給付を行います。

所得控除とは、所得税や住民税を計算する際、所得から差し引くことができ、課税されないものをいいます。現在、所得控除には社会保険料控除等15種類があります。(1)

税額控除とは、課税所得金額に税率を乗じて算出した所得税額から、一定の金額を控除するものです。現在、配当控除や住宅借入金等特別控除等があります。

生活保護の手当はミーンズ調査（資産調査）を踏まえ、真に困窮した世帯に限定して支給しますが、給付付き税額控除は納税申告書を提出すれば支給を受けることができます。国民全体に幅広く所得の再分配が可能で、生活保護のようなケース・ワーカーは必要なく、コストも安くすむメリットがあります。また、生活保護のマイナス面とされる働かなくても給付を受けられ、労働意欲を阻害する点が解消されます。一方で、不正給付の防止等の対策が必要となります。

アメリカやイギリスでは、対象を勤労所得のある貧困世帯に限定し勤労所得税額控除を行うワーキング・プア対策や、対象を子育て世帯に限定する児童税額控除があります。

カナダの給付付き税額控除では低所得者全般を対象として消費税負担の軽減を図る消費税控除があり、オランダでは税を実際に還付するのではなく、社会保険料負担と相殺する方式を採っています。(2)

オランダ方式の給付付き税額控除を活用することで、低所得者に対する保険料を給付分から納付することができ、かつ、保険料の未納の問題を解決することができます。

後期高齢者医療制度の保険料が年金からの天引きとなり、実質的に増税だと批判されましたが給付により実質的に減税効果を及ぼすこともできます。

オランダでは、２００１年の税制改革で基礎控除を含むすべての所得控除を廃止し、給付付き税額控除を導入しました。ただし、税額控除による直接的な現金還付はなく、社会保険税と所得税を一括徴収する中で、社会保険税負担の相殺という方法で税の給付を認めています。京都産業大学の八塩裕之准教授によれば、「オランダの社会保険税率は30％と高いため、税額控除による社会保険税負担の減税効果は大きい」といいます。(3)

私は国民健康保険税で財源を確保するよう改正すると同時に、給付付き税額控除を導入し、消費税の増税に伴う低所得者への逆進性対策を講じるとともに、未納や滞納の問題に対処すべきであると考えます。いわば、カナダ方式とオランダ方式を組み合わせた方式です。

３　税と社会保障の共通番号制度

新政権は「歳出・歳入一体の改革」に取り組むため、税と社会保障の共通番号制度の検討会を発足させました。菅副総理兼財務大臣は「税金をとるためではなく、サービスを受ける立場からみて必要な制度だ」と述べ、２０１１年の通常国会に関連法案を提出する考えを示しています。

納税者番号制度については、２００９年１月、所得税法等の一部を改正する法律案附則に「納税者番号制度の導入の準備を始め、納税者の利便の向上と課税の適正化を図る」との意見が付けられました。

納税者番号制度の導入は、国民の所得を正確に把握、課税漏れを防ぐことで、適正かつ公正な課税の実現、税務行政の高度化、効率化が目的とされています。国民一人ひとりに個別の納税者番号を割り振ることで、納税者の識別や本人確認を効率的に行うことができるようになります。

２００９年2月から定額給付金の支給が行われましたが、定額給付金の支給に当たり所得制限を設けるかどうかの議論において、適切に世帯単位の所得を把握して、一定の所得未満を判定することは困難なことが明らかになりました。

また、新政権が子ども手当の支給に当たって所得制限を設けるかどうかを検討した際にも、同様の問題に当たっています。

納税者番号制度の導入は世帯単位で所得を把握し、たとえば、課税所得未満の世帯かどうかを判定し一定の基準を設けて給付を行う等の政策を実現する上で、必要な基盤を整備することになります。

新政権は、納税者番号制度の導入について、２０１０年当初から本格的な検討を始め、国民的な議論を重ねた上で、早ければ２０１０年秋の臨時国会に関連法案を提出する方針を固めていますが、法案が可決すれば２０１１年度から導入されることも見込まれます。

納税者番号制度は、カナダ・アメリカの場合、社会保障番号として発達してきました。北欧諸国や韓国等では住民登録番号として発達し、イタリアやオーストラリア等では税務番号として導入されています（図表５－３－１）。

日本では住民票コードと基礎年金番号があります。また、社会保障全体の給付と負担の情報を個人単位で集約するため、これまでは社会保障番号の導入が単独に議論されてきました。

納税者番号には生涯を通じて1人に一つの番号が付与される固有性と、取引に際し第三者に番号を明示的に確認できる可視性を満たす必要があるとされています。

■図表5-3-1　主要国における税務面で利用されている番号制度の概要(未定稿)

		番号の種類	適用業務	付番者(数)	人口(注3)(2007年現在)	付番維持管理機関	現行の付番根拠法	税務目的利用開始年
社会保障番号を活用	イギリス	国民保険番号(9桁)	税務(一部)(注1)、社会保険、年金等	非公表	6,089万人	雇用年金省 歳入関税庁	社会保障法	1961年
	アメリカ	社会保障番号(9桁)	税務、社会保険、年金、選挙等	約4億1,400万人(累計数)	3億407万人	社会保障庁	社会保障法	1962年
	カナダ	社会保険番号(9桁)	税務、失業保険、年金等	約4,188万人(累計数)	3,161万人	人的資源・技能開発省	雇用保険法	1967年
住民登録番号を活用	スウェーデン	個人識別番号(10桁)	税務、社会保険、住民登録、選挙、兵役、諸統計、教育等	全住民	918万人	国税庁	個人登録に関する法律	1967年
	デンマーク	住民登録番号(10桁)	税務、年金、住民登録、選挙、兵役、諸統計、教育等	全住民	543万人	内務省 中央個人登録局	個人登録に関する法律	1968年
	韓国	住民登録番号(13桁)	税務、社会保障、住民登録、選挙、兵役、諸統計、教育等	全住民	4,846万人	行政安全部	住民登録法	1968年
	ノルウェー	住民登録番号(11桁)	税務、社会保険、住民登録、選挙、兵役、諸統計、教育等	全住民	468万人	国税庁登録局	人口登録制度に関する法律	1971年
	シンガポール	住民識別番号(1文字+8桁)	税務、年金、住民登録、選挙、兵役、車両登録等	全住民	459万人	内務省 国家登録局	国家登録法	1995年
	オランダ	市民サービス番号(9桁)	税務、社会保障、住民登録等	全住民	1,636万人	内務省	市民サービス番号法	2007年(注4)
税務番号	イタリア	納税者番号(6文字+10桁)	税務、住民登録、選挙、兵役、許認可等	約6,323万人	5,805万人	経済財政省	納税者登録及び納税義務者の納税番号に関する大統領令	1977年
	オーストラリア	納税者番号(9桁)	税務、所得保障等	約3,099万人(累計数)(注2)	2,063万人	国税庁	1988年度税制改正法	1989年
	ドイツ	税務識別番号(11桁)	税務	約8,100万人	8,222万人	連邦中央税務庁	租税通則法	2009年

(注1)イギリスでは、給与源泉徴収や個人非課税貯蓄など一部の税務で国民保険番号が利用されている。
(注2)オーストラリアでは、個人及び法人に同一体系の納税者番号が適用されている。
(注3)カナダ及びオーストラリアの人口は、2006年の値である。
(注4)オランダでは、もともと1986年に税務番号が導入され、1988年以後は、税務・社会保障番号として、税務・社会保障目的で利用されていた(財務省所管)。
(出所)財務省

住民票コードは住民基本台帳法を根拠とし、唯一すべての住民に対し1対1の付番が完了している固有性を持ちますが、住民基本台帳カードには明記されず、民間事業者が住民票コードの告知を求めることが一切禁止され、可視性が否定されています。

基礎年金番号は国民年金法を根拠とし付番されますが、年金制度未加入者に付番されていないため固有性が確立しておらず、年金事業者を除き基礎年金番号の告知を求めることができないため、可視性もありません。

納税者番号制度の導入に対し、行政による個人情報の収集の在り方や、流用、漏えい等の防止策、民間事業者による利用方法等も含めて、固有性と可視性を確保する観点から総合的な利用基準と安全対策が必要となります。

社会保障番号制度については、2008年11月、社会保障国民会議において「社会保障に関する情報・データの開示、国民一人ひとりのレベルで社会保障の給付と負担を分かりやすく示すための社会保障番号制の導入検討を、国民の合意を得ながら積極的に進めていくことが必要」とされました。

社会保障カードは、年金記録等の確認を可能としつつ、健康保険証等の役割を果たす仕組みとして検討が進み、現在、基本的な計画に関する報告書がまとまって、実証実験を行う7地域が決まっています。

社会保障カードでは、基礎年金番号、医療保険被保険者記号番号、介護保険被保険者番号を一元的に管理することができるようになります。また、国民一人ひとりが電子空間上でも年金記録等の個人情報を入手・管理できる専用の口座（国民電子私書箱）を提供し、幅広い分野で便利なワンストップの行政サービスを受けられる、「あなただけの電子政府」を実現するとしています。

2010年2月23日、原口一博総務大臣は共通番号制について「原口5原則」[4]を示しましたが、給付付き税額控除や健康保険税の実現には、世帯単位での所得を把握する必要があるため、納税者番号制度の導入が不可欠であり、社会保障番号制度と一体化することで効果的な活用を見込むことができます。

4　歳入庁

健康保険税・消費税と相殺する方式の給付付き税額控除を導入する前提には、納税者番号と社会保障番号の一体的な運用が必要であり、その事務を担う機構として歳入庁の創設が必要となります。

民主党は政権公約で「社会保険庁は国税庁と統合して歳入庁とし、税と保険料を一体的に徴収する」としています。アメリカ財務省外局の内国歳入庁がモデルといわれています。

さらに政権公約では、「歳入庁を創設することによって、①税と保険料を一体的に徴収し、未納・未加入をなくす。②所得の把握を確実に行うために、税と社会保障制度共通の番号制度を導入する。③国税庁のもつ所得情報やノウハウを活用して適正な徴収と記録管理を実現する等の改革を進めます」としています。社会保険庁と国税庁を統合し、公租公課の徴収を一元化するものです。

すでに社会保険庁は、2009年度から公法人の全国健康保険協会が動きだし、2010年1月から年金業務が日本年金機構に移ったことで解体されています。

歳入庁と日本年金機構との争点は行政庁と公法人との相違であり、職員が公務員か非公務員（公務員組織の温存）かということ、公法人になっても社会保険庁との違いはなく改革の効果は低いこと、公法人では国会の監視が甘い、国会に対する責任が負えないこと等が挙げられました。

2007年5月、政権交代以前の民主党が歳入庁設置法案を提出しました。法案では内閣府の外局として歳入庁を設置し、国税の適正かつ公平な賦課・徴収のほか、協会けんぽの健康保険事業や船員保険の保険事業等を任務として規定されていました。また将来、公的年金制度が一元化されることを前提に置き、職員による犯罪等を取り締まるため200人以内で監察官を設置する規定が設けられています。

この法案は賛成少数、審査未了で終わりました。

2009年12月22日に閣議決定した2010年度税制改革大綱では「日本年金機構を廃止し、その機能を国税庁に統合、歳入庁を設置する方向で検討を進める」と明記されました。今後、統合により歳入庁が創設されれば、国会監視の下、再び公務員が執行することになりますが、税金と社会保険料を一元的に賦課・徴収する大改革となります。

具体的な実務方式としては、保険者が医療給付費の見込み額、保険料必要額、公費必要額等を算出し、歳入庁に提出します。歳入庁が税率を定めて全国一律に賦課・徴収し、実際の給付に当たっては保険者が歳入庁に対し実績を報告しながら財源の交付を申請し、歳入庁が定期的に交付する方法が想定されます。後期高齢者医療制度の場合、支払基金が被用者保険から支援金を集め、国保連合会が年金保険者から保険料を集めていますが、その機構が歳入庁として一本化するものとイメージされます。

政権公約にいう税と保険料の一体的な徴収について、社会保険料の対象は明確になっていませんが、健康保険料を給付付き税額控除と一体化することができれば、保険料の未納や滞納をなくすことができるようになります。そのためには、保険料の賦課の前提となる所得の把握を確実に行うために、税と社会保障制度共通の番号制度を導入することが必要不可欠です。こうした一連の大改革は、現在の医療保険制度の一元化な運用を図り、負担の公平性と給付の平等性を確保する上で必要な基盤を整備することにつながります。

金子勝氏は著書『閉塞経済』の中で、セーフティーネット（安全網）の重要性について、「例外的に落ちた人を救う発想」を転換し、「制度の束の中心にセーフティーネットがある」という考え方を示しています。今の日本の閉塞した状況を打開するためには、憲法25条に基づく社会保障を強化し、将来に対する不安を取り除く以外にありません。そのために、セーフティーネットを中心に据えた新たな医療制度改革が必要です。

【注】

（１）医療費控除、配偶者控除、配偶者特別控除、社会保険料控除、生命保険料控除、損害保険料控除、扶養控除、勤労学生控除、寡婦控除、寡夫控除、障害者控除、雑損控除、小規模企業共済等掛金控除、寄付金控除、基礎控除。

（２）東京財団公開研究会資料「給付付き税額控除とは何か」、京都産業大学八塩裕之。

（３）東京財団政策懇談会「給付付き税額控除制度の例」、京都産業大学八塩裕之。

（４）原口５原則とは、①国民の権利を守る、②国民が自らの情報を不正に利用されず、確認・修正など情報をコントロールできる、③利用範囲を明らかにし、プライバシー保護を徹底、④費用が最小で効率的な仕組み、⑤国と地方が協力しながら進める、というものです。

第4節　高福祉・高給付・高負担の社会と世代間の公平

1　高福祉・高給付・高負担の社会へ

２００７年度の社会保障費は90兆円を初めて超え、91・４兆円となりました。国民１人当たりの社会保障給付費は71・６万円です[1]。日本の社会保障は、医療と年金の割合が85％と高く、福祉は15％と小さいという特徴があります。社会保障費のうち高齢者関係給付費が63・６兆円で約70％を占め、社会保障は世界一となった日本の長寿社会を支えています。

また、２００７年度の日本の社会保障給付率である対国民所得比は24・４％となっています。１９８０年の12・２％から27年を経て倍増しました。１９９９年に初めて20％を超えて以来、社会保障給付費は８年間で20％以上増加しましたが、国民所得は３％程度の増加です。

ＯＥＣＤ基準の社会支出でみた対国民所得比で国際比較をした場合、日本は26・３％で自助努力型であるアメリカの20・１％より高く、高福祉・高負担型であるスウェーデンの41・９％よりも低く、28・２％のイギリスと近い状況になっています。

日本は社会保障給付費が増加する一方で、所得は伸びず、ますます国民所得比が増える傾向にあります。現行制度下における自然体のままでも、社会保障給付率は上昇していきます。

では、日本の福祉はどの程度のレベルにあるのでしょうか。日本の現状は「中福祉・中負担」あるいは「中福祉・低負担」という認識があります。

■図表5-4-1
2015年度における社会保障費用の増分等に係る公費の必要額

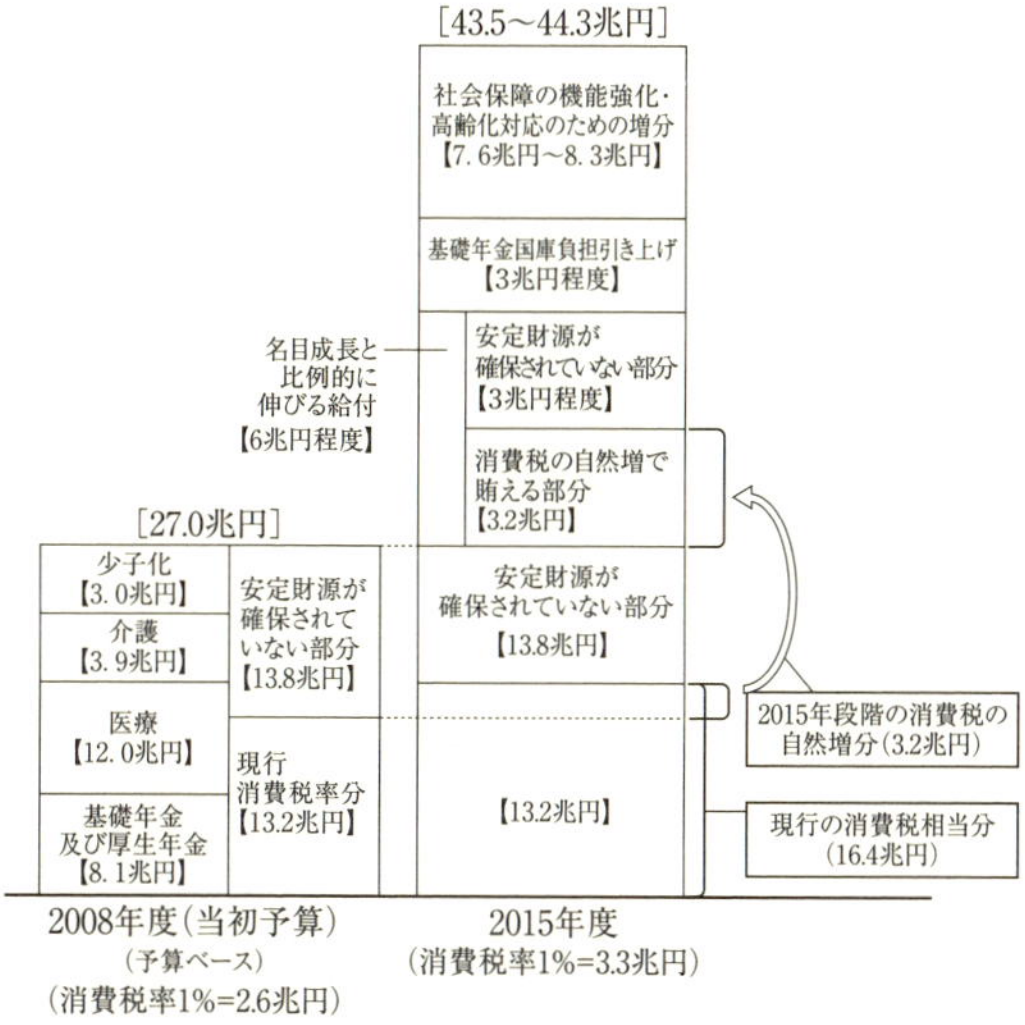

（出所）内閣府2008年第25回経済財政諮問会議『資料』を一部修正

２００８年12月24日、『持続可能な社会保障構築とその安定財源確保に向けた「中期プログラム」』が閣議決定されました。この中で、社会保障制度の財源（保険料負担、公費負担及び利用者負担）のうち公費負担の３分の１程度を公債に依存し、将来世代にツケ回ししているとして、「低負担」あるいは「中負担の綻び」という認識を示しています。綻びに該当する費用は、13・8兆円＝消費税換算４・２％です（税率換算は２０１５年時点、図表５－４－１）。

中期プログラムは、堅固で持続可能な中福祉・中負担の社会保障制度を構築するため、将来の消費税増税を展望しています。なお、中福祉・

■図表5-4-2　経済財政諮問会議で示された中長期の社会保障の選択肢

〔二つの選択肢〕

(1)

A.〔給付維持・負担上昇〕ケース

一人当たりの給付を維持する場合、国民の負担はどの程度増えるのか。

↓

・国民の負担は11～12兆円程度増加。
・潜在的国民負担率は、49～51%程度まで高まる。
・さらに、合計で14～29兆円程度の増税が必要。

B.〔給付削減・負担維持〕ケース

一人当たり負担を維持する場合、給付をどの程度削減する必要があるのか。

↓

・給付を3割程度削減することが必要。
・潜在的国民負担率は45～46%程度に抑えられる。
・さらに、合計で8～24兆円程度の増税が必要。

（備考）1.経済財政諮問会議（2007年10月17日）提出資料より作成。以下の（2）も同様。
2.14.3兆円削減ケースに対応。2012年度以降のGDPが名目で2.1%～3.2%、実質で0.9%～1.7%成長することを想定。
3.金額は2007年度水準で評価したもの。
4.負担は、2011年度から2025年度にかけての変化。税と保険料をあわせたもの。
5.増税の必要額は、債務残高の名目GDPに対する比率を上昇させないために必要な額を推計。
6.「給付削減・負担維持」ケースでは、税負担のGDP比が一定となるよう給付を抑制しており、それに伴い変化する保険料負担は考慮しているが、給付削減に伴って新たに発生する自己負担などは考慮していない。

(2)　2025年度における具体的なイメージ

支え手一人当たりの負担が約3割増（約41万円増）となる。

たとえば、医療で2割強、介護で4割弱（いずれも高齢者一人当たり給付費）の削減が必要となる。

（備考）1.金額は物価の伸びを用いて2008年度価格で表示。
2.負担は、2008年度から2025年度にかけての変化。税と保険料をあわせたもの。
3.「社会保障の給付と負担の見通し」（2006年5月厚生労働省）をベースとして、「給付維持・負担上昇」ケースについては現行制度に基づく給付の伸びを継続する（2025年度において2011年度に比べて医療・介護に係る公費支出の対GDP比が1.2%ポイント程度上昇する）ものとし、「給付削減・負担維持」ケースについては医療・介護に係る公費支出の対GDP比をおおむね維持するための給付の見直しを行うものとしている。また、経済成長率等の前提についても厳密には（1）の試算とは異なる。
詳しくは、経済財政諮問会議（2007年10月17日）提出資料を参照。

（出所）内閣府『平成20年度年次経済財政報告』

中負担を数字で定義するのは生産的ではないとして、明確な数字による線引きはなされていません。

このまま中福祉・中負担から、高福祉・高負担の社会に移行するでしょうか。

2007年10月、経済財政諮問会議において、有識者議員から中長期の社会保障の選択肢として、(A)「給付維持・負担上昇」と(B)「給付削減・負担維持」の2ケースが示されました（図表5－4－2）。

(A)は医療や介護の給付水準を現状よりも抑えず、高齢者の増加に伴う現役世代の負担を受け入れるもので、(B)は医療や介護の給付水準を現状より抑え、高齢者が増加しても現役世代の負担が増加しないようにするというものです。現状の給付を維持するだけでも、負担が上昇することは明らかとなっています。

この選択肢について、年齢が上がるほど(A)を選択する割合が増える傾向にあります（図表5－4－3）。日本は超高齢社会を迎え、国民の負担を増やしても、給付の維持または給付の増加を求める意向は、ますます強まるのではないでしょうか。

■図表5-4-3
年齢ごとの社会保障制度の給付と負担の在り方に対する選好

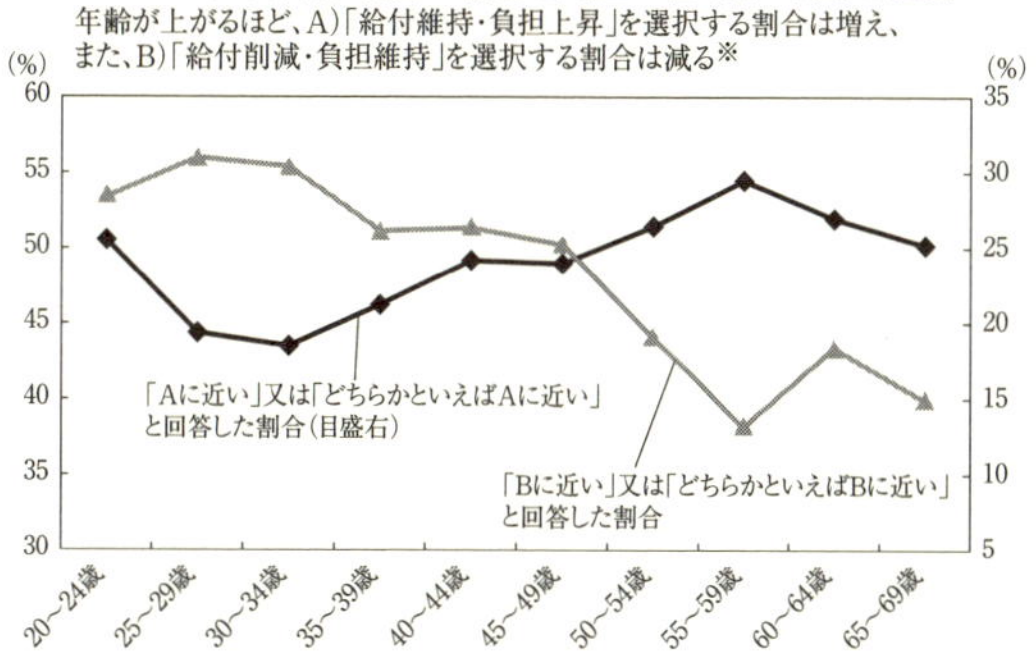

※社会保障制度に対する選好度を被説明変数とした順序プロビットモデルの結果において、「年齢」が5%水準で有意な説明変数となった。
その他5%水準で有意となった説明変数としては、「世帯の65歳以上人数」があった。同人数が多いほどA)「給付維持・負担上昇」を選択する傾向であった。

(備考)
1.内閣府(2008)「家計の生活と行動に関する調査」により作成。
2.被説明変数は、社会保障制度の選好度を次のようにコード化している。
A「給付維持・負担上昇」、B「給付削減・負担維持」とし、1=Aに近い、2=どちらかといえばAに近い、3=AとBの中間、4=どちらかといえばBに近い、5=Bに近いの5段階で選択。

(出所)内閣府『平成20年度年次経済財政報告』

ここ数年の社会保障における構造改革では、給付を抑制する対策が中心となってきましたが、給付と負担を高め、真剣に国民所得比30％や40％を考える時期にきています。今後は、高福祉・高給付・高負担を前提にした社会づくりに向かっていくと考えます。

2　世代間の負担の公平性の確保

高福祉・高給付・高負担を前提にした社会づくりを考えた場合、世代間における負担の公平性を確保することが重要な課題となります。世代間の負担の公平性を確保する上で重視すべき点として、財務省主税局調査課長の新川浩嗣氏は東京大学医療政策人材養成講座編『「医療政策」入門』の中で、「問題は生涯を通じた受益と負担のバランスが世代間でとれているかどうかです」と述べています。

『平成17年度年次経済財政報告』では、2003年度時点でみた場合、40歳代（1954年〜1963年生まれ）の世代は生涯に受ける受益と負担がほぼ同じ結果になるのに対し、60歳以上（1943年以前生まれ）の世代は生涯でみて4875万円多く受益を受け、20歳代（1974年〜1983年生まれ）の世代では1660万円多く負担するという試算を示しています（図表5-4-4）。

また、老人医療費のみが経済成長率よりも高く伸びていくと仮定した場合、20歳以上のすべての世代

■図表5-4-4
世代会計とこれを用いた医療費伸びの受益増分（試算）

（1）生涯を通じた政府部門からの受益総額と政府部門に対する負担総額
（医療費の伸びが経済成長率と同程度の場合）

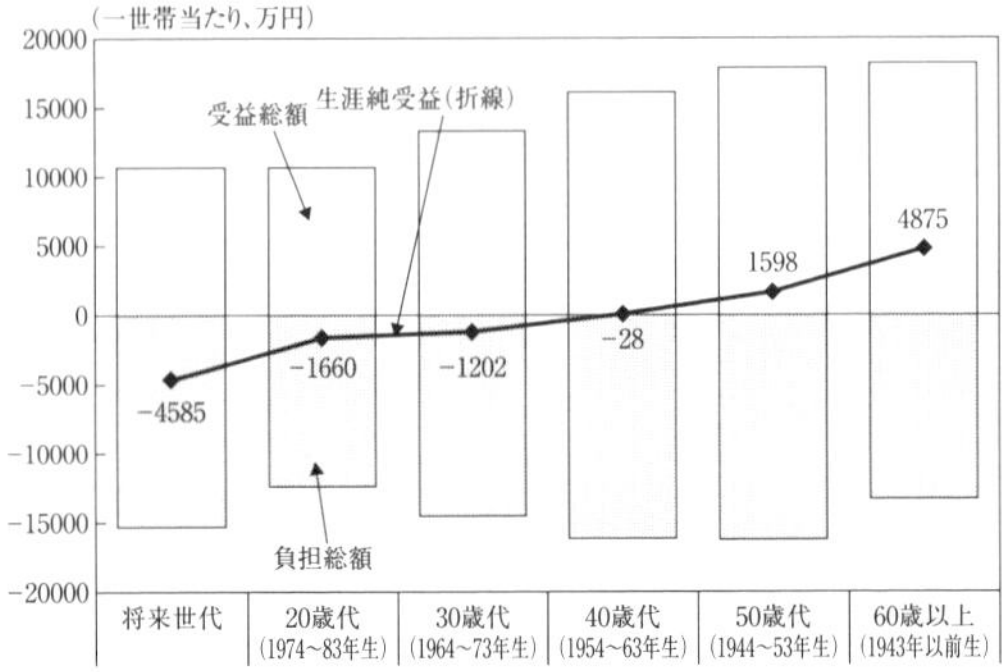

（2）老人医療費が伸びた場合における受益増分（世代ごとの累積）

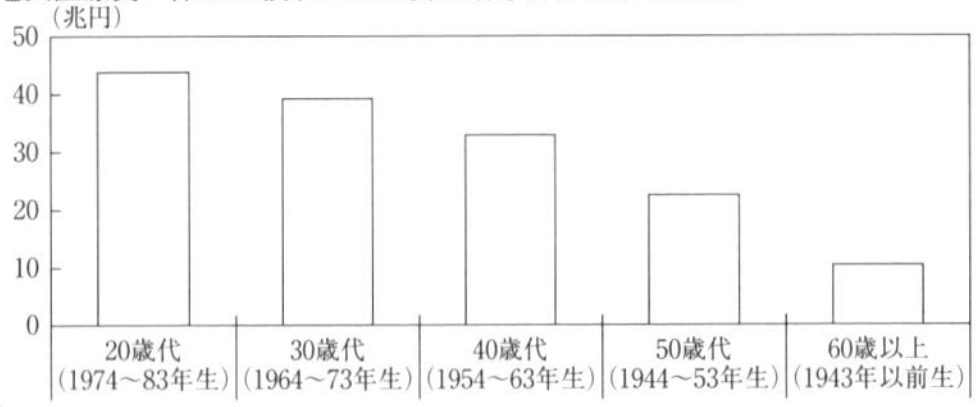

（備考）

1.内閣府「国民経済計算」、総務省「家計調査」「全国消費実態調査」「国勢調査」等により作成。
2.世代別一世帯当たり生涯純受益（生涯受益総額−生涯負担総額）を算出したもの。
3.将来世代については、最近時点（2003年）の受益水準が将来にわたって不変で維持される前提により算出。ここでの将来世代とは、2004年度以降、新たに経済活動に参加してくる20歳未満（1984〜2003年生まれ）と今後（2004年以降）生まれてくるすべての世代を指している。
4.将来の経済成長率、利子率の仮定については、2012年までは「構造改革と経済財政の中期展望」の年度値を採用し、それ以降は「日本21世紀ビジョン」経済財政展望ワーキング・グループ報告書の経済成長率の展望を参考にして設定した。
5.グラフ（2）の受益増分は、老人医療費のみ3%で伸びるとの仮定に基づいた受益総額と、上記の仮定に基づいた受益総額との差を世代ごとに累積したもの。

（出所）内閣府『平成17年度年次経済財政報告』

が受ける受益の総額は１５０兆円あり、それだけの費用を賄うためには20歳未満や今後生まれてくる世代により多くの負担を求め、さらに世代間の負担のバランスを悪化させることになるとしています。

そこで経済財政報告では、「老人医療費を中心に可能な限り医療費の伸びを抑制するとともに、２００８年度に予定されている高齢者医療制度の導入に際しては、高齢者による保険料負担を確保し、現役世代からの移転が過大なものとならないようにすることが必要である」とまとめています[2]。高齢者医療制度には、世代間の負担の均衡を図る目的もありました。

世代間の負担の公平性を確保する観点から、自己負担の拡大という方向もあります。２００８年第25回経済財政諮問会議に提出された資料『「中福祉・中負担」の社会保障の確立による安心強化に向けて』では「自己負担拡大の取組例」として高齢者の患者負担の1割から3割への引き上げ、保険免責制（低取得者を除く外来1回１０００円）の導入を挙げ、介護の取組例と合わせてＧＤＰ比で約１・０％の公費負担の上昇が抑制できるとしています。

今後、高齢者の一部負担金の割合を引き上げる方向で理解を求める必要があると考えますが、すでに述べたとおり、世代間の公平を確保するため、全年齢層を通じて一般２割、現役並み所得者３割とすることを提案します。

また、潜在的国民負担率の改善も必要となります。潜在的国民負担率とは、租税・社会保険料に将来の負担である財政赤字を加えて[2]、国民負担を計算したものです。ＯＥＣＤ基準で潜在的国民負担率を国際比較した場合、日本は43・５％でアメリカの39・６％より高く、スウェーデンの70・７％やフランス

■図表5-4-5　OECD諸国の潜在的国民負担率及び高齢化率

○ 高齢化がもっとも進んでいる日本の潜在的国民負担率は、OECD諸国の中でも低い

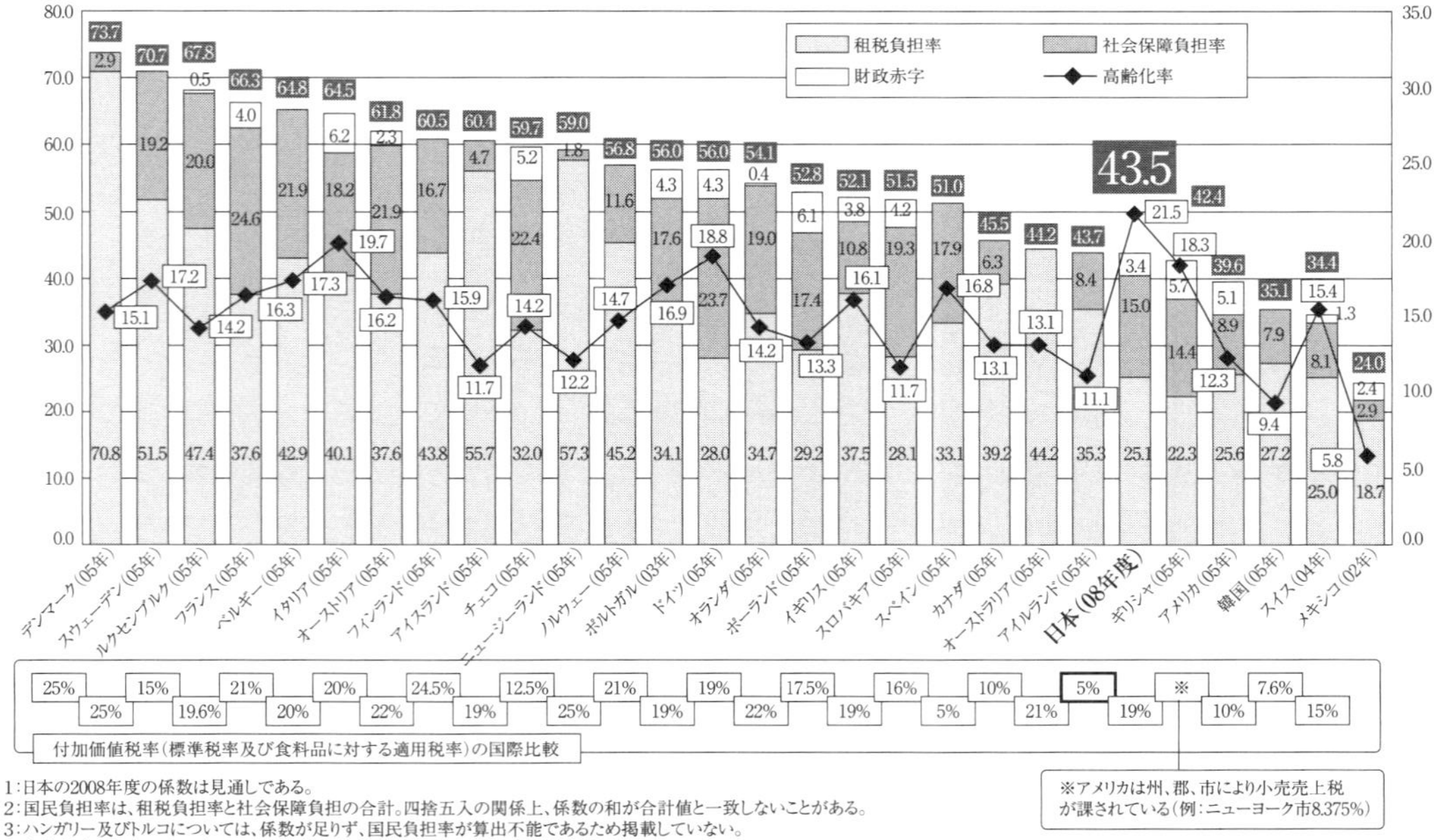

1:日本の2008年度の係数は見通しである。
2:国民負担率は、租税負担率と社会保障負担の合計。四捨五入の関係上、係数の和が合計値と一致しないことがある。
3:ハンガリー及びトルコについては、係数が足りず、国民負担率が算出不能であるため掲載していない。
4:高齢化率については、日本は2007年の推計値を、諸外国は2005年の推計値を使用している。

【出典】・(国民負担率) 日本:平成20年度予算案ベース、諸外国:National Accounts 2007 (OECD)Revenue Statistics (OECD)
・(高齢化率) 日本:「日本の将来推計人口(平成18年12月推計)」(国立社会保障・人口問題研究所)、諸外国:World Population Prospects 2006 Revision (UN)

の66・３％よりは低くなっています（図表５－４－５）。

高福祉・高給付・高負担の社会を構築する場合、財政赤字で給付費を賄い、将来の世代に負担をツケ回して高給付を実現するのは、明らかに世代間の不公平があります。

その一方で、国は２０１０年度予算において国債発行額を44・３兆円とし、前年度から11兆円増やしました。借換債等を含む国債発行総額は前年度より30兆円多い１６２兆円となっています。ただし、前年度である２００９年度も雇用や金融対策等を講じるための補正予算により国債発行額を増額して44・１兆円とし、借換債等を含む国債発行総額は１４９兆円でした。２０１０年度一般会計に占める国債依存度は48％です。

高福祉・高給付・高負担社会の原則として、高福祉・高給付を受ける高齢者及び現役世代が応分の高負担を担い、世代間の負担の不公平を是正することは喫緊の課題になっています。

ドイツではドイツ基本法の制定から60周年の節目となる２００９年、第２期連邦制度改革により財政政策の「持続可能性と世代間の公正の原則」に基づき、ドイツ基本法が改正されました。日本の憲法改正に当たります。

持続可能性の原則とは、国家がサブプライムローン問題のような緊急事態において再び景気を安定的な軌道に乗せることができるよう景気上昇期にこそ緊縮的な財政運営により景気後退期に備え、財政的余力を蓄えておくべきであるとする原則です。

世代間の公正の原則とは、公共投資の恩恵は将来の世代も享受するとはいうものの、高齢化社会においてはそれ以上に社会保障制度等により重い負担を負わされることから、むしろ将来世代の負担をできるだけ軽減しておくべきであるとする原則です。

早稲田大学の片木淳教授は、ドイツ基本法において「連邦と州の予算は原則として、起債からの収入によらないで収支均衡させるべきこと」とされたことを踏まえ、日本においても「厳しい起債制限制度を導入するなど、国・地方財政の抜本的な改革が必要である」としています[3]。

持続可能性と世代間の負担の公平を確保するため、日本国憲法や地方自治法を改正し、国と地方の起債制限や収支均衡の原則を規定する本腰を入れた取り組みが必要です。

3　先進国並みの医療費の確保

国ごとの総医療費は、その国の対GDP比で比較されています。

政権合意で「医療費（GDP比）の先進国（OECD）並みの確保を目指す」としましたが、どの水準を目指し、どのように達成するのでしょうか。

OECDヘルスデータ2009によると、日本の総医療費がGDPに占める割合は8・1％で、全OECD加盟30カ国中21番目です（図表5－4－6）。この場合のGDPは、名目GDPが使われています。

主要先進7カ国中でみると、日本は7位になっています。高い順に列挙すると、アメリカ16・0％、フランス11・0％、ドイツ10・4％、カナダ10・1％、イタリア8・7％、イギリス8・4％となります。

イギリスは、２０００年以来、医療費を抑制する政策から増額する政策に転換しており、２０００年に７・０％だったものが、２００７年に８・４％まで増加しました。

２０００年との比較で変化の大きいのがアメリカで、２０００年の13・６％から２００７年に16・０％となっています。日本の２０００年は７・７％であるため、２倍以上の格差[4]があります。

■図表5-4-6　OECD諸国の医療費対GDP比率（2007年）

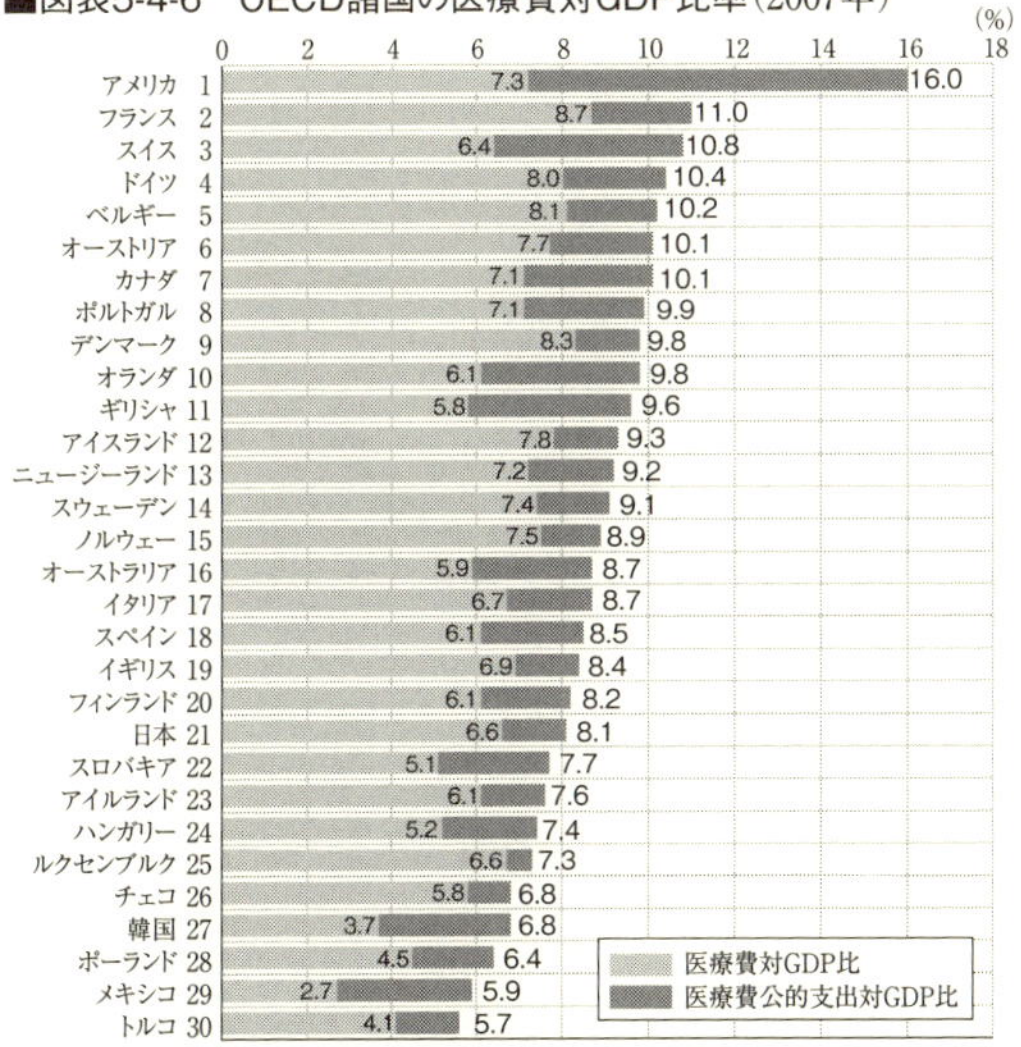

（注）ポルトガル、オーストラリア、日本、ルクセンブルクは2006年データ、トルコは2005年データ。
公的支出対GDPは公的割合から算出。ただし対GDP比と異なる年次の公的割合はニュージーランドは2006年、オランダは2002年、ベルギーは1996年。
（資料）OECD Health Data 2009, June 09

政権合意である「先進国並み」について、ＯＥＣＤ加盟30カ国の平均でみると、総医療費の対ＧＤＰ比は８・９％となります。仮に社会保険の範囲が小さく、独特なシステムで総医療費が突出しているアメリカを除いたとすると、加盟29カ国での平均は８・６％となります。

高齢化により医療費が高くなるという関係から高齢化率をみると、日本は１位21・５％、２位ドイツ20・２％、３位イタリア19・７％という順番になっていますが、ＧＤＰに占める総医療費はドイツ10・４％、イタリア８・７％となり、いずれも日本を上回っています。

これらのデータからみて、日本の目標水準は

9％から10％となるでしょうか。とすれば、1％から2％の増加となります。総医療費には、国民医療費に加え介護費用の一部、民間の医療保険、生活保護の医療扶助等の公費負担医療、母子保健等の補助金等が含まれていますが、国民医療費だけで考えた場合、国民医療費を10％引き上げることで対ＧＤＰ比を1％引き上げることができます。

国民医療費1％＝約３４００億円であるのに対し、保険料50％、国庫負担25％、自治体負担10％、患者負担15％で分担していますが、もし、国民医療費を10％引き上げることになれば、３・４兆円が必要となり、保険料負担が1・7兆円、患者負担が５０００億円増加します。

一方、国民医療費は２００６年度32・4兆円、２００７年度33・4兆円、２００８年度34・1兆と推移し、名目ＧＤＰは２００６年度５１０・９兆円、２００７年度５１５・８兆円と伸びてきましたが、２００６年度は４９４・８兆円となり減少に転じました。ＧＤＰの減少により相対的に総医療費の割合が上がることになります。

総医療費の引き上げは疲弊したといわれる医療現場の再生を目的としているものですが、ＧＤＰが下がった現状は国民の実生活も国及び地方の財政も厳しさを増すことでもあり、総医療費の割合を引き上げることが本当に必要なのか、また、名目ＧＤＰに占める割合で、医療費の水準を国際的に比較することの妥当性があるのか疑問の声もありました。

しかし、２０１０年度の診療報酬改定は、従来の中央社会保険医療協議会（以下、中医協）の人選を大きく転換して臨み、新政権が掲げる「コンクリートから人へ」の理念を反映して、本体で1・55％増、薬価等で1・36％減とし、総額で0・19％の引き上げで決着しています。2000年度以来、10年ぶりの増額改定となりました。医療費は5700億円増加します[5]。

増額改定により、特に医師不足が深刻化している産婦人科や小児科の医師等の勤務医に報酬を重点配分し、医療崩壊ともいわれる疲弊した医療現場の再生が図られます。

具体的には、救急や産科の体制強化や在宅医療の充実、回復期リハビリテーションの機能強化等を重点課題とし、4000億円を病院勤務医対策として急性期医療に重点配分しています[6]。また、2008年度からの診療報酬では、外来の再診料は診療所の方が高く（71点＝710円）、病院の方が安く（60点＝600円）設定されていたため、患者は病院志向に加えて価格の安さから病院を選ぶ傾向が助長されましたが、2010年度からは診療所と病院の再診料を69点（＝690円）で統一しています[7]。

一方、医師不足の問題は絶対的な医師不足とともに、診療科間の不均衡による相対的な医師不足や地域の偏在による医師不足が指摘される一方で、医師不足の本質は医師数が減少しているわけではなく、病院勤務に絶望した医師が中小病院を逃げ場とするか、最終的には個人開業あるいは海外に流出するために起こる問題で、病院の勤務医が開業医にシフトあるいは避難していることがもっとも大きな問題であるとする声があります。

医師不足の問題を解決するためには、医師や看護師等の医療従事者の計画的な養成や、病院勤務医を含む医療従事者全体の労働環境の更なる改善、病院と診療所のより一層の役割分担と連携による医療提供体制の強化が必要になります。

高齢者医療制度改革会議において日本福祉大学の近藤克則教授は、日本より10年早く「医療崩壊」を経験したイギリスが医療再生に向けて「NSF（National Service Framework）」[8]を策定した事例を紹介し、「日本版NSF」の策定論議が必要であると提案しています。診療報酬の改定も含む総合的な医療再生戦略構想の策定が求められています。

【注】

（1）２０１０年度から子ども手当が創設され、福祉の経費が大幅に増加することが見込まれています。

（2）財務省は２０１０年度の潜在的国民負担率は52・3％に及ぶと発表しました（２００９年度54％）。

（3）早稲田大学教授片木淳著『国・地方財政の持続可能性　―起債制限と税財源の確保―』。

（4）東京大学先端科学技術研究センター特任准教授・日本医療政策機構副代表理事兼事務局長の近藤正晃ジェームス氏は「日本とアメリカが医療に投入している資源の量を、同じ疾病レベルで比較すると、医療に対する物的投入量はほとんど違いがない」と述べています。『「医療政策」入門』、「医療の効率性と資源配分」。

（5）本体1・55％引き上げの影響額は医療費ベースで５７００億円の増加となり、内訳は医科４８００億円、歯科６００億円、調剤３００億円のプラスとなります。薬価1・36％引き下げの影響額は医療費ベースで４５００億円の減少となり、薬価改定で４５００億円減、材料価格で５００億円減、新薬創出等で７００億円増、先発品特例引き下げ等で４００億円減、不採算品再算定で２００億円減となります。総額0・19％引き上げの影響額は医療費ベースで７００億円の増加です。

（6）医科のプラス改定分４８００億円のうち、入院医療に４４００億円、外来医療に４００億円が配分されています。

（7）再診料1点の影響額は医療費ベースで病院約20億円、診療所約100億円です。
（8）現状評価に基づき課題を抽出し、全英で達成されるべき10年後の数値目標及び目標に至る戦略を領域・疾患別に示したもので、医療提供にかかわる計画や人材育成計画等を含み、予防・医療・リハビリテーション・緩和ケアまでを対象とする戦略的な構想のことです。

第5節　新たな医療制度改革

1　保険者を国に、運営を公法人に

これまで医療保険制度の地域保険としての一元的な運用を考えてきましたが、保険料を所得税化するとともに、消費税率を引き上げて社会保障財源を確保し、税と社会保障の共通番号が整備され、歳入庁により一体的に徴収する体制が整えられれば、地域保険を超えて医療保険制度を一本化し、国を保険者として運営することが合理的であると考えます。都道府県単位で医療保険制度を一元的に運用することは、一本化までの前段階であり、経過措置であるとも考えます。

ドイツでは２００９年1月から医療保険競争強化法が施行し、医療基金を創設して、ドイツ連邦保険庁が運営しています。医療基金は全国一律の保険料率による保険料収入及び国庫補助を一括して受け入れ、公法人である各疾病金庫に対して加入者人頭割の交付金と、加入者の年齢・性別・罹患率を指標とするリスク構造調整のための加算金を交付します（図表5－5－1）。日本において歳入庁を設置することは、医療基金と同様の役割を見込むことができます。

■図表5-5-1　ドイツ医療保険制度における一元化の取り組み

○ドイツの公的医療保険では、公法人である疾病金庫が保険者。地域・産業・職業・企業などによって区分される8種類の疾病金庫からなる。
○また、疾病金庫の管理運営は伝統的に「当事者自治の原則」に基づいて行われ、ドイツの医療保険制度は多元的・分権的な点が特徴であるが、疾病金庫の総数は、1992年1221金庫→2007年242金庫　と**ここ15年間で大幅に統合再編**が進んでいる。

1993年 医療保険構造法の制定

○加入する疾病金庫を被保険者が自由に選択できるように段階的に措置
→被保険者の獲得をめぐる疾病金庫間の競争が激しくなり、それに伴い疾病金庫の統合再編が進展。

2007年 医療保険競争強化法の制定（多くは2009年1月より施行）

○**「医療基金」の創設**
→基金は連邦保険庁が運営。基金が全国一律の保険料率による保険料収入及び国庫補助を一括して受け入れ各疾病金庫に対して、加入者人頭割の交付金と、加入者の年齢・性別・罹患率を指標とするリスク構造調整のための加算金を交付する仕組みを創設。
→保険料は、被保険者の保険料算定基礎収入に保険料率を乗じて得た額となる。保険料負担は、被用者については労使折半が原則であるが、自営業者については（事業主・本人負担分も含め）全額本人負担が原則である。
また、自営業者に対する保険料基準については、①一般に所得が高いため、保険料算定の限度額の上限、②所得税決定通知書で前年所得が証明できればその額、③所得が少ない場合は予め設定する最低算定基礎額のいずれかを適用している。
→したがって、**被用者と自営業者との間で、保険料負担の仕組みが異なっている**。また、基金の創設については、疾病金庫側の反対が強いとも言われており、今後の動向に注意が必要。

○**異なる疾病金庫間での合併が可能**となる（2007年施行）。また、各疾病金庫における連邦レベルの連合会を一つに統合

（出所）厚生労働省　高齢者医療制度検討会『第2回検討会資料』を一部修正

一方で、日本において国が保険者になった場合、どのように運営するのかが重要な問題となります。この問題に対し、第1号法定受託事務として市区町村が行うことになるのではないかという考え方があります。

しかし、私は行政と民間が運営してきた活動領域を一本化する視点から、ドイツと同じように公法人が運営を行うべきであると考えます。具体的には新たな公法人を設置するか、全国健康保険協会の発展的な改組が適切な受け皿の整備になると考えます。

全国健康保険協会は、健康保険法の規定により設立された公法人です。2008年10月、政管健保を国から引き継ぎスタートしました。被保険者数1950万人、被扶養者数1521万人の合計3471万人、国民の約3割が加入する全国2番目の規模を擁する医

療保険制度であり、単一の組織でみれば最大規模の保険者となっています。まさに、健康保険を専門的に運営するために設立された組織です。

２０１０年1月からは、船員保険事業も国から引き継いでおり、日雇特例被保険者に対する事業も行う等、幅広く柔軟な事業運営を行っています。

政管健保の運営は全国一律の保険料率で行われていましたが、現在は協会けんぽとなり都道府県単位で保険料率を設定して運営しています。そのため、各都道府県に支部を設け、各支部に地域の事業主や被保険者代表、学識経験者で構成する評議会を設置してガバナンスを強化し、地域の実情を踏まえた事業を実施しています。

事業所の保険適用や保険料の徴収業務は日本年金機構において厚生年金業務と一体的に行い、保険給付に必要な財源は厚生労働省から交付金として交付されています。この事務の流れはそのまま歳入庁で徴収し、厚生労働省から財源を交付する流れに移行することができます。

非公務員型の法人として職員は民間職員であり、協会設立以降、民間のノウハウを積極的に活用しています。たとえば、保険給付の申請から振り込みまでの日数をサービススタンダードとして設定し日数を短縮することや、インターネットによる医療費情報の照会サービス、携帯サイトによる健診機関等の検索サービス、コンビニエンスストアによる24時間の保険料納付等を行い、サービス向上に取り組んでいます。また、保険者機能強化アクションプランを策定し、都道府県単位での医療費や健診結果の集計・分析、後発医薬品の使用促進、保健指導の実施等、充実した事業に取り組んでいます。

公法人として、行政よりも自由で自発的に活動を行う一方で、営利企業と異なり採算性にとらわれない事業活動を行っています。

医療保険制度を一本化する場合、行政に一本化して保険者としての専門性や機能を高めるより、職域保険と地域保険が担ってきた利点を引き継ぎ、公法人に運営を委託する方がより良い選択肢になると考えます。

国を保険者として医療保険制度を一本化し、運営を公法人に委託することにより、就業形態によって加入する医療保険制度が異なるという構造的な問題が解決され、給付の平等、負担の公平、財政の安定化が図られ、持続可能な制度として構築することができます。その上で、都道府県が行う保健医療政策との連携体制を構築するという新たな方向での医療制度改革に取り組む必要があります。

２　保健医療政策と医療保険制度の一元化

都道府県単位で医療保険制度を一元的に運用する利点は、都道府県が担う保健医療政策との連携が図りやすくなることであり、その真意は保健医療政策との一元化、あるいは一体化にあるとも考えることができます。

厚生労働省で医政局長を務めた社団法人社会保険協会連合会の伊藤雅治理事長は編著（和田努共編著）『日本の医療を変える』の中で、「国の政策としても、医療保険の財政運営と、医療の提供体制を一体として制度運営して、それぞれ県単位で考えていくという方向に行こうとしています」と述べています。

医療保険制度の運営において要となる診療報酬の決定や保険医療機関等・保険医等の指定・取り消し等は、本来、保険者の権限でもいいところですが、保険者は関与するだけで、基本的に国が行っています。

また、保険者は、被保険者と保険医療機関等との間にある情報の非対称性を解消することに努め、被保険者の適切な受診行動を喚起する役割を持つと考えますが、実際には都道府県が保険医療機関等の情報を住民に提供する役割を担っています。さらに、都道府県は、市町村国保や国保組合等の保険者とかかわり、保険医療機関等を指導・監査する役割を担いながら、医療・保健・介護の提供体制の整備や、地域の実情に即した医療政策をデザインする役割を担っています。しかし、都道府県は責任と役割を有する一方で、拠点病院の指定権限や施設整備補助の財源がなく、保険者が有するレセプトデータを分析する仕組み等を持たないため、現実的には遂行しにくい実情があります。

地域ごとの疾病構造の特徴や医療資源の状況を的確に把握する上において、特に、レセプトデータは疾病ごとに患者の動きを把握・分析することに役立ち、都道府県が地域の実情に即した健康増進計画や医療計画等を策定し、効果的に推進していくことに生かすことができます。地域ごとの状況を的確に把握することは、市区町村単位の一次医療圏、複数の市区町村単位による二次医療圏の形成にも有益です。

速やかにレセプトデータ等を取得する方法の一つは、都道府県が保険者となることですが、国が保険者となり、公法人が都道府県単位で運営する場合であっても、データの提供体制を構築することにより、都道府県がデータを取得できるようになります。そういう意味においては、レセプトデータに基づく分析は、保険者を一本化しなくても連携体制を構築することにより、今すぐにでも始めることができます。現在、市町村国保3600万人は都道府県が指導し、後期高齢者医療制度1300万人は都道府県単位で運営され、協会けんぽ3500万人も都道府県の各支部で運営されているからです。この三制度だけでも合計8400万人となり、総数1億2700万人の約66％のデータを把握することができます。

3　新たな医療制度改革を

人口の高齢化と財政赤字という制約の下、新たな医療制度改革の視点は都道府県が市区町村と協力して保健医療政策を担い、国が保険者となって公法人が都道府県単位で医療保険制度を担うとするものです。また、医療保険と介護保険の一体化にも着手する必要があると考えます。

保健医療政策の取り組みの一つに健康づくりの普及啓発活動であるポピュレーションアプローチと、健診によるハイリスクアプローチがありますが、いずれも公衆衛生施策の一環として都道府県が政策を立案し市区町村が実施する体制がもっときめ細かく対応できる方向であると考えます。医療保険制度が都道府県単位で運営される場合においては、区域が広すぎるとともに住民の身近できめ細やかな対応が難しいともいえます。

ポピュレーションアプローチとハイリスクアプローチの二つが行政の役割として一本化し、総合化されることで相乗効果も期待でき、健康増進計画のより効率的・効果的な遂行へと結びつけることができます。また、行政の役割とすることにより、がん検診等特定の疾病を対象に市区町村の衛生部門が行う検診との同時実施も取り組みやすくなります。

生活習慣病対策等が充実し、健康増進計画が効果を挙げるようになれば、医療費は自然と下がることになります。医療費が下がれば、医療給付費も下がり、連動して保険料も下がります。保険者は基本的に都道府県が整備する医療資源の上で、保険事業を行うのが望ましいと考えます。

都道府県は保健医療政策の主体として重要な役割を担うようになりますが、より効果的に施策を展開するためには、国が策定する基準病床数と都道府県に対する医療費適正化計画の策定義務を廃止し、医療資源の整備・活用に必要な権限と財源を都道府県に移すことが必要であると考えます。同時に、医療費の適正化は保険者の役割として、専門機関の公法人に任せる方が効果的です。そのため、早期の法改正とシステム整備が必要です。

また、超高齢社会において一層重要となるのが、医療保険制度と介護保険制度との連携です。特に、後期高齢者は認知症も含め要介護状態になる確率が急激に高まるため、現在でも介護給付費の8割を利用しています。

医療保険制度の都道府県単位化の次には、介護保険制度の都道府県単位化が必要になると考えます。その意味で、介護保険制度も医療保険制度と同様に国を保険者とし、運営を公法人に委託して、一体的な運営を目指す必要があります。

すでに都道府県は、保健、医療、介護の効果的な体制の構築に取り組んできていますが、都道府県の役割は、住民の健康増進と医療資源と介護資源の効果的な整備とし、保険者は医療と介護を一体的に運営する体制づくりが必要です。そのためには、都道府県と保険者間において、医療のレセプトデータや健診データに加えて介護情報の提供体制も構築する必要があります。

新たな医療制度改革は、国と都道府県の役割を明確にし、医療保険制度と保健医療政策の一元化、さらには介護保険制度との一体化を目標として取り組むべきものと考えます。

【参考文献】

アードマン・B・パルモア著、鈴木研一訳『エイジズム　高齢者差別の実相と克服の展望』　明石書店（2002）
あべ俊子著『これからの年金・医療・福祉』　中央経済社（2007）
伊関友伸著『まちの病院がなくなる!?　地域医療の崩壊と再生』　時事通信社（2007）
伊藤周平著『介護保険を問いなおす』　ちくま新書（2001）
伊藤周平・岡田稔子・東村直美著『ゼロから学ぶ「介護保険」と「介護生活」』　農山漁村文化協会（2008）
伊藤周平著『後期高齢者医療制度　高齢者からはじまる社会保障の崩壊』　平凡社新書（2008）
井戸美枝著『医療保険のことがなんでもわかる本』　日本実業出版社（2008）
井堀利宏著『「小さな政府」の落とし穴　痛みなき財政再建路線は危険だ』　日本経済新聞出版社（2007）
岩村正彦・島崎謙治編著『高齢者社会と法』　有斐閣（2008）
印南一路著『「社会的入院」の研究　高齢者医療最大の病理にいかに対処すべきか』　東洋経済新報社（2009）
上野千鶴子・辻元清美著『世代間連帯』　岩波新書（2009）
永和良之助・坂本勉・福富昌城著『高齢者福祉論』　ミネルヴァ書房（2009）
栄畑潤著『医療保険の構造改革』　法研（2007）
大久保一郎・菅原民枝・武藤正樹・和田努著『これからの高齢者医療　団塊の世代が老いるとき』　同友館（2005）
大櫛陽一著『メタボの罠「病人」にされる健康な人々』　角川SSC新書（2007）
貝塚啓明、財務省財務総合政策研究所編著『年金を考える　持続可能な社会保障制度改革』　中央経済社（2006）

貝塚啓明・財務省財務総合政策研究所編著『人口減少社会の社会保障制度改革の研究』中央経済社（2008）
金子勝著『セーフティーネットの政治経済学』ちくま新書（1999）
金子勝著『閉塞経済　金融資本主義のゆくえ』ちくま新書（2008）
菊池英博著『消費税は0％にできる　負担を減らして社会保障を充実させる経済学』ダイヤモンド社（2009）
川越修・鈴木晃仁・猪飼周平編著『分別される生命　二〇世紀社会の医療戦略』法政大学出版局（2008）
蒲原良篤監修、伊藤幸夫著『図解雑学　健康診断』ナツメ社（2003）
菊地敏夫監修、及川忠著『最新医療費の基本と仕組みがよ〜くわかる本　診療報酬と薬価、材料価格がわかる！』秀和システム（2009）
木村憲洋・川越満著『イラスト図解　医療費のしくみ　診療報酬と患者負担がわかる』日本実業出版社（2009）
熊谷則一著『公益法人の基礎知識』日本経済新聞出版社（2009）
椋野美智子・田中耕太郎著『はじめての社会保障　福祉を学ぶ人へ　第7版』有斐閣（2009）
小林信彦著『〈後期高齢者〉の生活と意見』文春文庫（2008）
小松秀樹著『医療崩壊　「立ち去り型サボタージュ」とは何か』朝日新聞社（2006）
坂本憲枝・長谷川聖治著『しくみ図解　医療費と保険が一番わかる豊富な症例で費用の明細が読み解ける』技術評論社（2009）
佐口卓著『国民健康保険　形成と展開』光生館（1995）
佐藤道広著『在宅療養のための住環境整備』オーム社（2009）
佐々木信夫著『市町村合併』ちくま新書（2002）
篠崎次男著『後期高齢者医療制度と医療費「適正化」戦略』自治体研究社（2008）
神野直彦・金子勝編『「福祉政府」への提言　社会保障の新体系を構想する』岩波書店（1999）

鈴木亘著『だまされないための年金・医療・介護入門　社会保障改革の正しい見方・考え方』東洋経済新報社（２００９）
高柳昌代著『知っておきたい所得税の常識【第12版】』税務経理協会（２００８）
橋木俊詔編著『政府の大きさと社会保障制度　国民の受益・負担からみた分析と提言』東京大学出版会（２００７）
田中章二著『総報酬制導入に伴う健康保険料・厚生年金保険料の削減対策　企業と従業員の負担軽減で「健全な経営」を目指そう』近代セールス社（２００３）
辻哲夫著『日本の医療制度改革がめざすもの』時事通信社（２００８）
寺尾正之著『後期高齢者医療がよくわかる』リヨン社（２００８）
土佐和男編著『高齢者の医療の確保に関する法律の解説』法研（２００８）
富山泰一著『消費税によらない豊かな国ニッポンへの道』あけび書房（２００９）
西村健一郎・岩村正彦・菊池馨実編著『社会保障法　Cases and Materials』有斐閣（２００５）
野口悠紀雄・デービッド・ワイズ編著『日本経済研究センター・ＮＢＥＲ共同研究　高齢化の日米比較』日本経済新聞社（１９９５）
橋本肇著『高齢者医療の倫理　高齢者にどこまで医療が必要か』中央法規出版（２０００）
日野秀逸・寺尾正之著、国民医療研究所監修『「医療改革法」でどうなる、どうする』新日本出版社（２００６）
日野秀逸著『医療構造改革と地域医療　医師不足から日本の医療を考える』自治体研究社（２００６）
藤田綾子著『超高齢社会は高齢者が支える　年齢差別を超えて創造的老いへ』大阪大学出版会（２００７）
前川厚子編著『在宅医療と訪問看護・介護のコラボレーション』オーム社（２００９）
松谷宏著『正直者が馬鹿を見る国民健康保険』宝島社新書（２０００）
三木義一監修、川村栄一・地方税実務研究会編著『平成21年度版地方税』清文社（２００９）

水島裕監修、北村正樹・「今日の治療薬」編集室編集『今日のジェネリック医薬品　第3版』南江堂（2008）
宮武剛著『介護保険の再出発　医療を変える・福祉も変わる』保健同人社（2006）
武藤正樹著『ササッとわかるジェネリック医薬品』講談社（2007）
武藤正樹著『医療制度改革で仕事はこう変わる　大激変する医療現場のしくみ・医療制度改革がよくわかる！』ぱる出版（2007）
村松岐夫・稲継裕昭編著『包括的地方自治ガバナンス改革』東洋経済新報社（2003）
八代尚宏著『「健全な市場社会」への戦略』東洋経済新報社（2007）
矢吹紀人ルポ、相野谷安孝解説『ルポルタージュ・見よ！「いのち切り捨て」政策の悲劇を　国保崩壊』あけび書房（2003）
山崎康彦・尾形裕也編著『医療制度改革と保険者機能』東洋経済新報社（2003）
結城康博著『医療の値段　診療報酬と政治』岩波新書（2006）
結城康博著『入門長寿［後期高齢者］医療制度』ぎょうせい（2008）
結城康博・吉田佳代子・宮崎雅人編著『これで納得！社会保障制度』ぎょうせい（2009）
吉岡充・村上正泰著『高齢者医療難民　介護療養病床をなぜ潰すのか』PHP新書（2008）
吉原健二・和田勝著『日本医療保険制度史【増補改訂版】』東洋経済新報社（2008）
和田努・伊藤雅治編著『日本の医療を変える「医療崩壊時代」への提言』同友館（2008）
厚生省医療法制研究会監修『第三次改正医療法のすべて　良質で効率的な地域医療システムをめざして』中央法規出版（1998）
厚生福祉編集部編、医療・介護経営研究会著『2008年度診療報酬改定のポイント』時事通信社（2008）
社団法人全国老人保健施設協会編集『平成18年版介護白書　医療制度改革と療養病床再編』ぎょうせい（2007）

地域医療研究会＋介護の社会化を進める1万人市民委員会編著『医療と介護保険の境界　「介護保険」で適切な医療と介護は提供されるのか』　雲母書房（１９９９）
東京大学医療政策人材養成講座編『「医療政策」入門　医療を動かすための13講』　医学書院（２００９）
特定非営利活動法人患者の権利オンブズマン編著『いのちの格差社会　「医療制度改革」と患者の権利』　明石書店（２００９）
『中央公論平成21年12月号』「厚生労働省戦記　舛添要一の七五二日　第1回迷走する後期高齢者医療制度」
『平成14年10月版　老人保健制度の解説』　社会保険研究所（２００１）
『２００９国保担当者ハンドブック改訂13版』　社会保険出版（２００９）

■ 索　引 ■

【著者紹介】

島添　悟亨（しまぞえ・のりゆき）

1967年生まれ、東京都出身。早稲田大学大学院修了（公共経営学）。1993年度練馬区入庁。企画部企画課、経営改革担当課などを経て2006年度より東京都後期高齢者医療広域連合総務部企画調整課派遣、日本評価学会理事。2008年度より早稲田大学パブリックサービス研究所客員研究員。2010年度より厚生労働省保険局高齢者医療課派遣。

医療《いりょう》保険《ほけん》制度《せいど》の一元化《いちげんか》と新《あら》たな医療《いりょう》制度《せいど》改革《かいかく》

2010年5月1日　初版発行

著　者　島添　悟亨
発行者　長　茂
発行所　株式会社時事通信出版局
発　売　株式会社時事通信社
〒104-8178　東京都中央区銀座5-15-8
電話03（3501）9855　http://book.jiji.com
印刷所　共同印刷株式会社

ISBN978-4-7887-1061-0　C0036　Printed in Japan